Vacunas y Reactivación CMV

Antonio de Boston

Vacunas y Reactivación CMV

Derechos de autor © 2023 por Anthony de Boston

Todos los derechos reservados.

Ninguna parte de este libro puede reproducirse de ninguna forma sin el permiso por escrito del editor o autor, excepto según lo permita la ley de derechos de autor de EE. UU.

Esta publicación está diseñada para proporcionar información precisa y fidedigna con respecto al tema tratado. Se vende con el entendimiento de que ni el autor ni el editor se dedican a prestar servicios legales, de inversión, contables u otros servicios profesionales. Si bien el editor y el autor han realizado sus mejores esfuerzos en la preparación de este libro, no hacen representaciones ni garantías con respecto a la exactitud o integridad del contenido de este libro y rechazan específicamente cualquier garantía implícita de comerciabilidad o idoneidad para un propósito particular. Los representantes de ventas o los materiales de ventas por escrito no pueden crear ni extender ninguna garantía. Los consejos y estrategias contenidos en este documento pueden no ser adecuados para su situación. Debe consultar con un profesional cuando sea apropiado. Ni el editor ni el autor serán responsables de ninguna pérdida de ganancias ni de ningún otro daño comercial, incluidos, entre otros, daños especiales, incidentales, consecuentes, personales o de otro tipo.

Tabla de contenido

Capítulo 1: Vacunas y reactivación del CMV

Capítulo 2: Hipótesis de la Guerra del Virus

Capítulo 3: Guerra Subterránea

Capítulo 1: Vacunas y reactivación del CMV

La patogenia de COVID-19 (coronavirus) conduce a lo que se llama síndrome de dificultad respiratoria aguda (SDRA) y ha impactado a todo el mundo. El brote se originó en Wuhan, China, en diciembre de 2019 y comenzó a propagarse a nivel mundial a mediados de enero de 2020. En marzo de ese año, la Organización Mundial de la Salud reconoció oficialmente el brote de coronavirus como una enfermedad pandémica. Los síntomas más comunes de la infección por COVID-19 son fiebre, fatiga, tos y dificultad para respirar, siendo los efectos más significativos la inflamación y el estrés oxidativo que conducen al Síndrome de Dificultad Respiratoria Aguda (SDRA) y daño a órganos. El síntoma más común que lleva al ingreso en el hospital es la dificultad para respirar. A partir de fines de 2020, se implementaron varias vacunas para administrar a la población en general. Se ha confirmado en ensayos clínicos que la vacuna Moderna desarrollada en Cambridge, Massachusetts, tiene una eficacia del 94 %. La vacuna AstraZeneca ChAdOx1, desarrollada por la Universidad de Oxford en el Reino Unido, tiene una eficacia del 90%. La vacuna también se probó en Brasil, EE. UU., India y Sudáfrica. En 2020, las empresas alemanas y estadounidenses BioNtech y Pfizer comenzaron a probar la vacuna BNT162, que resultó tener una eficacia del 95 %, una eficacia del 94 % en personas mayores de 65 años. La empresa estadounidense Johnson and Johnson desarrolló una vacuna que tiene una eficacia del 85%. Los primeros indicios mostraron que las vacunas redujeron la posibilidad de infección y propagación de la variante alfa de COVID-19. Sin embargo, la eficacia de las vacunas comenzó a disminuir a medida que la nueva variante Delta de COVID-19 comenzó a extenderse por todo el mundo. Se originó en India en febrero de 2021 y se confirmó que era mucho más infeccioso y transmisible que la variante Alfa original. La eficacia de las vacunas se reduce contra la variante Delta, según los investigadores de vacunas. El porcentaje de reducción varía. Un estudio estadounidense encontró que la eficacia de la vacuna PfizerBioNtech contra Delta es del 88 %, mientras que un estudio israelí encuentra que la misma vacuna es solo del 64 %. eficaz. Este libro tiene como objetivo examinar los efectos adversos de la vacuna y cómo se relaciona con la reactivación del citomegalovirus y también defender el uso aislado de la vitamina E como una medida que hipotéticamente podría aliviar la fatiga sintomática y la dificultad para respirar en las infecciones por COVID-19 y, por lo tanto, posiblemente reducir el ingreso hospitalario y en la UCI.

En junio y julio de 2021, se informó una pequeña cantidad de casos importantes en todo el mundo. Tanto los vacunados parcial como totalmente han dado positivo por COVID-19 con síntomas leves. Algunos han sido admitidos en el hospital con síntomas más graves y algunos han sido admitidos en la UCI. Esto se ha correspondido con un mayor aumento de las infecciones por COVID-19 en los no vacunados, muchos de los cuales dudan en recibir la vacuna contra el Covid19 debido a los informes de efectos adversos. Los hospitales han informado que un mayor porcentaje de los hospitalizados e ingresados en la UCI con infección grave por Covid no están vacunados. También se ha informado que un mayor número de jóvenes no vacunados están siendo hospitalizados con casos graves como consecuencia de la variante Delta.

Miles de efectos adversos fatales relacionados con la vacuna, que van desde coágulos de sangre mortales hasta inflamación cardíaca y muerte cardíaca súbita, se informaron al Sistema de informes de efectos adversos de la vacuna VAERS. Históricamente, se ha estimado que los informes en el sistema de informes VAERS representan aproximadamente el uno por ciento de los casos reales. En el pasado, los productos farmacéuticos y otras vacunas se suspendieron de solo docenas de informes de efectos adversos. La vacuna contra la gripe porcina en 1976 se suspendió cuando se informaron 15 muertes como resultado de la vacuna.

Otro factor que condujo a la vacilación de la vacuna se basó en cómo los CDC comenzaron a cambiar su orientación sobre lo que las vacunas podían lograr en cuanto a la lucha contra el COVID-19. En un principio, se dijo que si una persona estaba vacunada contra el COVID-19, ya no necesitaba hacer cuarentena y usar una máscara. Presumiblemente, esto significó que las vacunas limitaron la propagación del virus. Sin embargo, surgió la confusión cuando los CDC cambiaron más tarde su aviso y advirtieron que las vacunas no prevenían la propagación del virus, sino que solo prevenían enfermedades graves y la muerte. En octubre de 2022, el portavoz de Pfizer admitió durante una audiencia en el Parlamento Europeo que nunca se probó la capacidad de la vacuna COVID-19 para detener la propagación del virus. Más adelante, este libro explica por qué la vacuna aumenta el riesgo de infección, pero reduce las posibilidades de enfermedad grave y muerte, lo que teóricamente permite que el virus viva más tiempo y mute. La ciencia detrás de la vacuna de ARNm es suficiente para llegar a esta conclusión.

La ofuscación de la información sobre la vacuna y sus capacidades ha fomentado la desconfianza, así como una gran cantidad de teorías de conspiración, muchas de las cuales involucran ideas de que COVID-19 fue un engaño y que la vacuna estaba destinada a matar y reducir la población. Por supuesto, existe el otro extremo que cree que la vacuna no causa eventos adversos y que el millón de eventos adversos informados en el VAERS es simplemente información exagerada y ficticia puesta allí por actores hostiles. En este momento, la comunidad médica está tratando de navegar esta repugnante dinámica de extremos que utilizan la situación de COVID-19 para justificar su perspectiva política personal. Se sostiene que cualquiera que cuestione la seguridad de la vacuna es un teórico de la conspiración de extrema derecha. Mientras que los que defienden la vacuna son expertos de extrema izquierda empeñados en reducir la población. Este libro hará lo que debería haberse hecho desde el comienzo del lanzamiento de la vacuna, y es examinar objetivamente la información sobre por qué los efectos adversos están ocurriendo en una pequeña parte de la población, en lugar de descartar u ofuscar esos datos por temor a dar información. lugar a la vacilación de la vacuna. Ocultar los datos solo evita que se produzca una situación beneficiosa para todos que conduciría a un mayor resultado de seguridad.

La vacuna, así como el enmascaramiento, ha funcionado de manera efectiva para la mayoría de las personas cuando se trata de prevenir enfermedades graves y la muerte por COVID-19. Las vacunas no detienen la propagación, pero han evitado que una gran parte de la población muera de COVID-19 grave. Sin embargo, unos pocos desafortunados han experimentado efectos secundarios neurológicos y cardíacos permanentes a causa de la vacuna, y miles han muerto por complicaciones como miocarditis y coágulos de sangre. Desde que comenzó la pandemia y el programa de vacunas, ha habido un aumento significativo de la muerte súbita cardíaca en comparación con años anteriores, incluso entre los atletas jóvenes. Los investigadores de Cedars-Sinai usaron datos de los CDC y calcularon que ocurrieron 143,787 muertes por ataques cardíacos el año anterior a la pandemia. Este número aumentó un 14% el próximo año en 2021 a 164.096. El aumento fue más significativo entre los que tenían entre 25 y 44 años. Los investigadores notaron que para 2021 la tasa de ataque cardíaco observada frente a la predicha entre los jóvenes de entre 25 y 44 años aumentó un 30 %.

Solo a partir de los datos que muestran que los ataques cardíacos aumentaron en 2020 incluso antes del momento del lanzamiento de la vacuna, se vuelve difícil señalar a la vacuna como el único efector del aumento en las muertes relacionadas con el corazón. En este sentido, se justifica identificar el antígeno del virus COVID-19 como el culpable, lo que significa que la exposición a COVID-19 a través de una infección, vacunación con vectores virales o vacunación con ARNm puede poner a una persona en riesgo de sufrir efectos adversos de muerte cardíaca súbita o ataque cardíaco porque en los tres casos, el cuerpo se inmunodeprime en medio de la exposición al antígeno, que en este caso son las proteínas de pico.

A lo largo de este escrito, se puede relacionar el COVID-19 y las vacunas contra el COVID-19 con la reactivación del CMV. En aquellos infectados con COVID-19 grave, esta reactivación de CMV ocurre a medida que la enfermedad progresa entre aquellos que ya están inmunocomprometidos o que se vuelven inmunocomprometidos a través de los efectos patogénicos de COVID-19. Un estudio titulado "Reactivación sanguínea de citomegalovirus en pacientes críticos con COVID-19: factores de riesgo e impacto en la mortalidad" encontró que 88 pacientes de 431 ingresados en UCI por COVID-19 grave entre febrero de 2020 y julio de 2021 tenían signos de reactivación de CMV. También se observó una mayor mortalidad entre aquellos con reactivación de CMV. Por otro lado, en lo que respecta a la vacunación, las personas vacunadas contra el COVID-19 pueden experimentar la reactivación del CMV a través de la inmunosupresión a través de la vacuna. En ambos casos, las complicaciones de la reactivación del CMV que pueden provocar una serie de reacciones adversas como coágulos de sangre, muerte súbita inducida por miocarditis y síndrome de Gullain-Barre son el resultado de la patogenia del CMV, que, según mi hipótesis, es una hiperhomocisteinemia grave que conduce a una volumen plaquetario medio elevado (MPV) que desencadena trombosis y trombocitopenia, lo que puede conducir a una complicación fatal por coágulos de sangre, miocarditis y síndrome de Guillain Barre, especialmente entre las personas más jóvenes, ya que la susceptibilidad a la reactivación del CMV es más alta entre aquellos en el rango de edad entre 15 y 45. Los síntomas de la hiperhomocisteinemia reflejan los síntomas que experimentan quienes se han vacunado contra la COVID-19. Los síntomas de niveles elevados de homocitoína son piel pálida, debilidad, fatiga, sensaciones de hormigueo que se sienten como alfileres y agujas en las manos, brazos, piernas o pies. Otros síntomas son mareos, llagas en la boca y cambios de humor, así como síntomas neurológicos. Todos estos son síntomas informados por aquellos que han sido vacunados recientemente. Los altos niveles de homocistiene pueden dañar el revestimiento de las arterias y hacer que la sangre se coagule muy fácilmente, provocando un derrame cerebral, un ataque cardíaco o una embolia pulmonar, independientemente de las actividades que promuevan la circulación sanguínea. Por lo general, si una persona está sentada durante un largo período de tiempo, sin moverse durante horas, su riesgo de un coágulo de sangre aumenta como resultado de su inactividad. Pero los niveles extremadamente altos de homocistiene pueden aumentar el riesgo de coágulos de sangre, incluso si se está físicamente activo. Y esto se debe a lo activadas que están las plaquetas sanguíneas. Aquellos que tienen un alto consumo de cafeína tienen un mayor riesgo de sufrir efectos adversos por la reactivación del CMV y la subsiguiente hiperhomocisteinemia. De hecho, cualquier cosa que antagonice la vitamina B12 elevaría el riesgo de homocisteinemia. Estos incluyen potasio y vitamina C. Por lo tanto, podemos inferir que la B12 y otras vitaminas B desempeñarían un papel en la mitigación de los efectos adversos de la vacuna. Centrarse en la homocisteína como culpable de los efectos adversos puede ser la única forma de distinguir a las personas vacunadas que no sufren efectos adversos de las que sí lo hacen. En este sentido, abre la puerta a que el programa de vacunas continúe con una leve modulación que podría minimizar aún más la cantidad de efectos adversos informados, al mismo tiempo que salva vidas y evita que las personas sufran de COVID-19 grave y la muerte.

Pero mientras tanto, el creciente número de efectos adversos informados se descartaba como insignificante. No sería hasta octubre de 2022 que los CDC publicarían datos de su programa de datos V-safe, que era una aplicación para teléfonos inteligentes en la que las personas vacunadas podían informar los síntomas posteriores a la vacunación a los CDC. El CDC supervisó la información, pero la mantuvo en secreto hasta que las demandas de la Red de Acción por Consentimiento Informado (ICAN, por sus siglas en inglés) dieron lugar a una orden judicial que requería que el CDC divulgara la información. Los datos mostraron que aproximadamente el 8 % de los participantes tuvieron una reacción adversa que requirió intervención médica. Los datos más recientes del Sistema de notificación de eventos adversos de vacunas (VAERS, por sus siglas en inglés) a diciembre de 2022 contienen informes de 1 494 382 eventos adversos después de la vacunación contra el COVID-19 entre el 14 de diciembre de 2020 y el 30 de diciembre de 2022. Dentro de esa cifra, hubo 33 469 casos notificados de muerte, 273,916 casos reportados de lesiones graves. De las 33.469 muertes notificadas, 21.074 de esos casos se atribuyeron a la vacuna Pfizer, 9.330 a la vacuna Moderna y 2.896 a la vacuna Johnson & Johnson. En los datos de muertes notificadas, el 9% ocurrió poco después de la vacunación, es decir, dentro de las 24 horas posteriores a la vacunación. El 13% ocurrió dentro de las 48 horas posteriores a la vacunación.

En términos relativos, este es un número pequeño pero extremadamente significativo de efectos adversos que se han asociado con las vacunas COVID-19 (coronavirus), especialmente considerando el hecho de que otros tratamientos y vacunas se han interrumpido después de una serie de informes que no llegan. en cualquier lugar cercano a las cifras del informe de efectos adversos de COVID-19. En 2021, la vacuna Johnson and Johnson había sido restringida por la Administración de Drogas y Alimentos debido a la gran cantidad de coágulos de sangre que se han informado. La formación de coágulos de sangre debido al COVID-19 y las vacunas surge de una dolencia llamada trombosis con trombocitopenia. La trombocitopenia es una afección en la que el recuento de plaquetas es muy bajo y, como resultado, una persona corre el riesgo de sufrir hemorragias y sangrado excesivo. La trombosis, por otro lado, es una condición en la cual el recuento de plaquetas es muy alto, poniendo al cuerpo en riesgo de coágulos de sangre. El efecto combinado de la trombocitopenia y la trombosis ha creado un enigma médico. ¿Cómo se trata a un paciente con COVID-19 con un recuento bajo de plaquetas combinado con un alto riesgo de coagulación de la sangre? En retrospectiva, han sido principalmente los coágulos de sangre los que han afectado a los pacientes infectados con COVID-19, así como a un pequeño porcentaje de personas que han tomado la vacuna contra el COVID-19. El factor responsable de este resultado fue un volumen plaquetario medio elevado (MPV). Cuando el MPV está elevado, el riesgo de coágulos sanguíneos aumenta incluso con un recuento bajo de plaquetas. Las plaquetas altamente activadas, incluso si son bajas en número, aún pueden entrar en circulación y formar coágulos. Esta patología de COVID-19 está relacionada con la infección viral en sí o con una reactivación del citomegalovirus (CMV) que puede ocurrir en personas inmunocomprometidas o inmunodeprimidas debido a la infección por COVID-19 o la vacuna contra la COVID-19.

Las vacunas mRNA COVID-19 pueden estar induciendo una inmunosupresión temporal de corta duración que permite que el citomegalovirus (CMV) se reactive en algunas personas en casos muy raros. Esta reactivación del citomegalovirus puede, en raras circunstancias, causar miocarditis y síndrome de Guillain-Barré y muchas otras dolencias. El citomegalovirus es de naturaleza muy ubicua y común en personas de todas las edades y es parte de una familia de herpesvirus que son la causa de la varicela y la mononucleosis en los adolescentes. Después de la infección, el CMV permanece inactivo en el cuerpo de la mayoría de los humanos durante toda su vida, pero puede reactivarse durante la supresión inmunológica. Una susceptibilidad decreciente al CMV en hombres mayores de 45 años puede ser la razón por la que se presentan casos raros de miocarditis en personas más jóvenes que han recibido la vacuna de ARNm. La susceptibilidad al CMV aumenta entre los 16 y los 45 años, lo que puede explicar el alto número de eventos adversos inducidos por la vacuna en los jóvenes. Además, los tratamientos, medicamentos e incluso las vacunas pueden suprimir temporalmente el sistema inmunitario y provocar la reactivación del CMV. Sin embargo, esto es muy raro, pero debe considerarse como una posible causa de casos raros de miocarditis y Guillain-Barré en aquellos que han tomado la vacuna de ARNm COVID-19.

La vacuna ADTP, que es una vacuna que ayuda a los niños menores de 7 años a desarrollar inmunidad contra la difteria, el tétanos y la tos ferina (tos ferina), induce inmunosupresión temporal. Según un estudio ruso, esto se podía corregir usando el inmunomodulador anatoxina estafilocócica purificada. Las vacunas normalmente crean inmunosupresión temporal. Esta es la razón por la que recibir una segunda dosis en mucho menos de 6 semanas a veces puede evitar una respuesta completa. Esta es la razón por la que la segunda dosis de la vacuna de ARNm se administra de 3 a 6 semanas después de la primera dosis.

Estos casos raros no quitan la eficacia de las vacunas, pero aún así deben reconocerse. En general, las vacunas son muy eficaces para mitigar el riesgo de infección cuando se trata de enfermedades graves y muerte. Sin embargo, hay casos raros de efectos adversos y se debe hacer todo lo posible para minimizar incluso la más mínima posibilidad.

El cuerpo tiene dos tipos principales de inmunidad: inmunidad innata e inmunidad adaptativa. La supresión temporal de la inmunidad innata es imperativa para que la vacuna haga su trabajo de permitir que el cuerpo desarrolle inmunidad adaptativa mediante la formación de anticuerpos que lo protegerían de futuras infecciones. Si las vacunas no cumplieran la tarea de suprimir la respuesta inmunitaria innata, la respuesta inmunitaria inicial del cuerpo mataría al virus o al patógeno extraño antes de que el cuerpo tenga la oportunidad de crear anticuerpos específicos para ese virus. Esta respuesta inmunitaria inicial se denomina respuesta de interferón. La respuesta del interferón tipo 1 es una importante defensa antiviral importante para la activación inmunitaria. Es una de las primeras barreras inmunitarias innatas contra los virus y proporciona una defensa temprana contra la actividad viral. Sin embargo, como se mencionó anteriormente, el problema con esto es que la eliminación temprana de la actividad viral puede limitar la dinámica de la disponibilidad del antígeno y la respuesta de anticuerpos posterior necesaria para el desarrollo de más anticuerpos circulantes que indican una fuerte inmunidad adaptativa. Básicamente, la exposición adecuada al antígeno permite que el cuerpo produzca más anticuerpos, lo que brindaría protección contra infecciones posteriores por el virus. Esta exposición se vuelve limitada cuando la respuesta del interferón tipo 1 actúa rápidamente contra el virus y lo elimina. Las vacunas COVID-19 inhiben así la respuesta del interferón tipo 1 para que la inmunidad general activa y adaptativa pueda ser más eficiente. En teoría, esto aumentaría las posibilidades de infección, pero reduciría las posibilidades de enfermedad grave y muerte. Sin embargo, en esta compensación de inhibir la respuesta del interferón tipo 1, se permite que el virus viva más tiempo, se propague entre la población y mute. En última instancia, esto coloca a los no vacunados en un grave riesgo de infección mortal, ya que el virus se ha vuelto cada vez más resistente al nivel más alto de anticuerpos de los vacunados, haciéndolo aún más fuerte contra el nivel más bajo de anticuerpos de los no vacunados, es decir, si el no vacunado no se ha desarrollado. una robusta inmunidad innata. En teoría, esto deja a la población no vacunada sin otra opción que vacunarse. Por lo tanto, el consenso unánime sería imperativo. Toda la población tiene que estar de acuerdo en vacunar o estar de acuerdo en no vacunar. No podía haber un término medio. Todo lo que se necesitaría es unas pocas personas vacunadas dentro de una población mayoritariamente no vacunada para infectarse y desencadenar una cepa mucho más fuerte del virus en los no vacunados. Esto es probablemente lo que sucedió en India y América del Sur con las variantes Delta y Lambda, respectivamente. Si bien las vacunas no comenzaron en India hasta 3 meses después de que surgiera la variante delta, los ensayos de vacunas de Covaxin de Bharat Biotech (la vacuna COVID-19 de India) comenzaron el 15 de julio de 2020 en India. El peligro de infectados vacunados sobre los no vacunados también se aplica a los hogares. Un portador asintomático completamente vacunado puede poner a los miembros de la familia no vacunados de su hogar en un riesgo grave de enfermedad grave, especialmente si esos miembros no vacunados ya están inmunocomprometidos. Por el contrario, en un tratamiento que teóricamente optaría por una mayor respuesta de interferón tipo 1 a expensas del desarrollo de anticuerpos, el virus no duraría lo suficiente para fortalecerse y mutar. En este escenario, la inmunidad adaptativa al virus se inhibiría y, si bien las posibilidades de infectarse serían menores debido a la mayor respuesta de interferón tipo 1, las probabilidades de enfermedad grave y muerte aumentarían en caso de que la persona se infecte. Sin embargo, la propagación del virus en ese escenario es menor. Es probable que los interferones tipo 1 sean la clave para reducir la propagación del coronavirus, ya que la respuesta inmunitaria innata no es específica de una variante como lo es la respuesta inmunitaria adaptativa. Si este es el caso y si el objetivo es detener la propagación de las variantes de COVID-19, un tratamiento de COVID tendría que centrarse más en estimular la respuesta del interferón tipo 1. Este tipo de tratamiento para COVID podría ser oral, en lugar de inyección. El CDC afirmó que los vacunados pueden propagar el virus tanto como los no vacunados.

La enfermedad es causada por bacterias, virus, parásitos u hongos. Estos patógenos se componen de varios componentes, que son exclusivos del patógeno específico y la enfermedad que causa. El componente del patógeno que provoca que el cuerpo produzca anticuerpos se denomina antígeno, y este proceso por el cual se producen anticuerpos en respuesta a un antígeno es un aspecto importante de la inmunidad. Las vacunas contienen partes inactivas del antígeno. Cuando estas partes inactivas se introducen en el cuerpo a través de la inyección de una vacuna, el cuerpo responde produciendo anticuerpos en respuesta a ello. Esto le da al cuerpo cierta protección contra la enfermedad en caso de que se exponga a ella más adelante. Técnicamente, la parte del antígeno que se presenta al cuerpo a través de la vacuna no debería causar la enfermedad en sí. En las vacunas de ARNm utilizadas para COVID-19, la parte del antígeno utilizada son las proteínas de pico ubicadas en la superficie del virus. Sin embargo, estas proteínas de punta no se inyectan en el cuerpo. En cambio, el plan para hacer que estas proteínas de pico estén codificados en el ARNm contenido en la vacuna. Una vez que la vacuna se inyecta en el cuerpo, el ARNm ingresa a la célula donde los ribosomas traducen sus instrucciones en proteínas de punta. La vacuna también tiene un mecanismo que inhibe la respuesta inmune innata o respuesta del interferón tipo 1 para que no actúe sobre el ARNm antes de que penetre en la célula. Los interferones tipo 1 tienden a reaccionar a las alteraciones de la membrana celular. Después de que el ARNm se traduce en proteínas de punta en el citoplasma, la respuesta inmunitaria adaptativa reconoce las proteínas de punta como un patógeno extraño y crea anticuerpos que van a la célula infectada, se unen a las proteínas de punta y las marcan para su destrucción. Una vez que se elimina este patógeno, los anticuerpos permanecen en el cuerpo durante un período de tiempo, a través del cual reconocerá y localizará cualquier forma similar de ese patógeno específico previamente destruido. Cuando el cuerpo se infecta más tarde con el virus real, los anticuerpos reconocerán las proteínas de pico en la superficie del virus, se unirán al virus y lo eliminarán del cuerpo. Esta protección es específica de la variante y dura mientras los anticuerpos permanezcan en el cuerpo. La vacuna COVID-19 brinda alrededor de 6 meses de esta protección. Cuando el virus muta a una variante diferente, ingresa al cuerpo con una forma diferente de proteínas de pico irreconocibles por esos mismos anticuerpos. Esto permite que la nueva variante del virus evada la respuesta de los anticuerpos, ya que esos anticuerpos se diseñaron para eliminar una forma específica o anterior de proteínas espiga (una variante diferente). Aquí es cuando se requiere otra vacuna para desarrollar anticuerpos contra ese patógeno específico o variante.

Esencialmente con ARNm, se instruye al cuerpo para que cree la parte del antígeno del virus. Esto contrasta con las vacunas regulares, donde la parte del antígeno proviene del exterior del cuerpo y está contenido en la vacuna antes de inyectarse en el cuerpo. El mRNA después de haber sido decodificado es degradado y destruido por las enzimas del cuerpo. Cuando los propios virus atacan el cuerpo, la superficie del virus que contiene proteínas puntiagudas se adhiere a receptores específicos de la célula huésped. En COVID-19, las proteínas de punta del virus se adhieren a los receptores ACE2 de la célula huésped antes de fusionarse con la membrana celular. Esta fusión permite que el virus libere su material genético en la célula. El ARN de ese material genético luego es traducido por la maquinaria celular de la célula en proteínas que forman nuevas partículas de virus. Así es como se replica el virus.

Cualquier solución a largo plazo o multivariante para el coronavirus requerirá bloquear el acceso del virus al receptor ACE2 de la célula.

Esto requeriría una vacuna dirigida contra las proteínas de fusión del virus. Otra opción es bloquear los receptores ACE2 por completo, pero esto puede tener efectos colaterales. Actuar contra las proteínas de fusión de virus requeriría identificar el mecanismo desencadenado dentro del sistema inmunitario innato al detectar la membrana relacionada con la fusión de células de virus disturbios. Un estudio encontró que la respuesta celular a la fusión de membranas se limitaba a una respuesta de interferón tipo 1, que es una importante defensa antiviral importante para la activación inmunitaria. El interferón tipo 1 es esencialmente lo que proporciona una defensa temprana contra la actividad viral. Sin embargo, la eliminación temprana de la actividad viral podría limitar la dinámica de la disponibilidad de antígenos y la subsiguiente respuesta de anticuerpos necesaria para el desarrollo de más anticuerpos circulantes indicativos de una fuerte inmunidad adaptativa. Las vacunas COVID-19 limitan la respuesta del interferón tipo 1 para que la inmunidad activa general se vuelva más eficiente. Esto ayuda a comprender por qué la vacuna no se fabrica para prevenir infecciones, sino para prevenir enfermedades graves y la muerte. Restringir la respuesta inmunitaria inicial o la respuesta del interferón tipo 1 también nos ayuda a dar sentido a los casos innovadores de COVID-19 en personas con todas las vacunas.

El interferón tipo 1 es parte de la respuesta inmune innata y también mantiene a raya al citomegalovirus (CMV). Se descubrió que la latencia del CMV aumenta el efecto protector de la respuesta inmunitaria innata. Cuando se suprime el interferón tipo 1, el CMV puede reactivarse, lo que provoca una serie de enfermedades como la miocarditis y el síndrome de Guillain Barre. Esto es extremadamente raro en la mayoría de los casos.

Lo que he dicho tiene sentido en cuanto a por qué las tasas de infección por COVID son más altas entre los vacunados tres años desde el comienzo de la propagación de COVID-19. El Departamento de Salud e Higiene Mental de la Ciudad de Nueva York predijo que la subvariante XBB.1.5 de Omicron sería más infecciosa y transmisible entre las personas vacunadas. En retrospectiva, vemos que aquellos que usaron hidroxicloroquina e ivermectina para detener las primeras etapas de la infección por COVID-19 teóricamente tendrían una menor protección contra enfermedades graves y la muerte, pero una mayor probabilidad de eliminación viral temprana, lo que permitiría que sus cuerpos reaccionen como tan pronto como el virus entra en contacto con la membrana celular, lo que minimiza la posibilidad de que el virus inyecte su ARNm en la célula y, por lo tanto, cause una enfermedad grave. Podemos plantear la hipótesis de que puede que no haya sido la tasa de vacunación lo que redujo la propagación del virus, sino el papel de la respuesta inmunitaria innata o la eliminación viral temprana llevada a cabo por aquellos que tienen una fuerte respuesta al interferón tipo 1. El enmascaramiento también jugó un papel muy importante en la contención de la propagación del virus.

La administración exitosa de vacunas no es el único proceso en el que se requiere inmunosupresión para lograr el objetivo principal. En el caso de las vacunas, el objetivo principal es estimular la inmunidad adaptativa y el desarrollo de anticuerpos para variantes específicas y reducir la probabilidad de muerte en el caso probable de infección por un patógeno mortal. Al igual que la vacunación requiere suprimir nuestra respuesta inmunitaria innata y evitar que destruya el patógeno extraño antes de que pueda tener lugar la presentación del antígeno y el desarrollo de anticuerpos, el trasplante de órganos también requiere la supresión de la respuesta inmunitaria innata y, al igual que las vacunas, el proceso de trasplante de órganos también conlleva efectos adversos como la reactivación de CMV. El sistema inmunitario innato protege al cuerpo al reconocer cuándo un patógeno extraño entra en contacto con la membrana celular y luego lo ataca antes de que pueda inyectar su ARN en la célula, lo que evitaría la infección. Durante un trasplante de órgano, si no se suprime la respuesta inmunitaria innata, el sistema inmunitario del cuerpo puede detectar el nuevo órgano como un patógeno extraño y provocar el rechazo del trasplante. Lo mismo sucede con una transfusión de sangre: si el sistema inmunitario innato no se suprime, el sistema inmunitario puede atacar los glóbulos rojos que ingresan a través de la transfusión de sangre porque el sistema inmunitario no reconoce esos glóbulos rojos como idénticos a los suyos. Esta dinámica es la razón por la que se requiere inmunosupresión para la implementación exitosa de vacunas, trasplantes de órganos y transfusiones de sangre. Sin embargo, en los tres, viene una consecuencia de la supresión de la respuesta inmune innata. Y esa consecuencia es la reactivación del CMV que puede desencadenar complicaciones como la muerte súbita relacionada con la miocarditis y el síndrome de Guillain-barré. El CMV generalmente permanece latente en la célula huésped, pero sigue siendo oportunista para reactivarse cuando se suprime la respuesta inmunitaria innata.

Tener una inmunidad robusta al COVID-19 no es nada para celebrar y este libro explicará por qué. La salud se compone en gran medida de dos lados esencialmente opuestos entre sí. Por eso puedo suponer que la baja tasa de COVID-19 en África se debe a la mayor susceptibilidad del continente al ébola, que es una patología diferente a la COVID-19, una patología que en teoría se opondría a la infección por COVID-19. También podemos aplicar esto a la inversa, la infección por COVID-19 en teoría se opondría a la infección por ébola. Por lo tanto, las naciones que son más susceptibles a los coronavirus y la gripe serían menos susceptibles al ébola y los virus gastrointestinales, y viceversa, las naciones menos susceptibles a los coronavirus serían más susceptibles al ébola y los virus gastrointestinales. Es por eso que es posible que uno no pueda celebrar su capacidad para combatir un tipo de infección porque puede ser una indicación de un mayor riesgo de otra forma de infección. Aquellos en los EE. UU. que tienen una alta respuesta inmunitaria innata al COVID-19 pueden ser más susceptibles al ébola y los virus gastrointestinales, en caso de que el ébola o los virus gastrointestinales se propaguen a los Estados Unidos.

Aquí hay un ejemplo de cómo la patología de los virus gastrointestinales y la gripe/coronavirus son antitéticos entre sí. El norovirus, un virus gastrointestinal, puede incluso ser un aliado del sistema inmunitario contra las enfermedades respiratorias. Los investigadores no han podido entender cómo el norovirus puede evadir la respuesta inmune escondiéndose en las células intestinales. En una prueba con ratones, los investigadores notaron que en los primeros días después de la infección, las células T reaccionan fuertemente y pueden controlar el virus, pero después de 3 días, las células T ya no pueden detectar el norovirus. Mientras que el norovirus no se detectó, la función de las células T permaneció activa. Presumo que el norovirus regula el sistema inmunológico antes de refugiarse en las células intestinales. Los norovirus utilizan dos proteínas (p48 y p22) para bloquear la vía secretora del huésped e impedir las respuestas inmunitarias. Las vías secretoras del huésped median el tráfico intracelular de proteínas, lípidos y moléculas tales como mediadores inmunitarios como citocinas y quimiocinas. Cuando los virus pueden subvertir el tráfico de la vía secretora, pueden mejorar su patogenia. La proteína del factor de virulencia 1 del norovirus (VF1) antagoniza la inducción de citoquinas. Esto también puede servir como una señal para que las células inmunitarias no ataquen al virus. La proteína estructural menor VP2 del norovirus suprime la presentación del antígeno.

La presentación de antígenos es un componente clave de la inmunidad adaptativa. La proteína del factor de virulencia 1 del norovirus (VF1) que antagoniza la inducción de citoquinas puede servir como hipótesis de que el norovirus podría reducir tanto la tormenta de citoquinas como la patogenia de COVID-19. Este es un postulado extremo. Si bien muchos de los medicamentos inmunosupresores como los inhibidores de la cinasa de Janus que se usan para reducir la tormenta de citocinas tienen efectos secundarios de las mismas manifestaciones sintomáticas típicas del norovirus, que son náuseas, vómitos y diarrea, los medicamentos inmunosupresores pueden reducir la capacidad del cuerpo para combatir otras infecciones y podrían aumentar riesgo de estar infectado con COVID-19. Norovirus, por otro lado, solo se ha demostrado que evade la respuesta inmune, pero no necesariamente la inhibe como lo harían los inmunosupresores. De hecho, el sistema inmunológico permanece completamente funcional mientras el virus se esconde sin ser detectado en las células intestinales.

El factor de virulencia 1 del norovirus (VF1) es el componente del norovirus que antagoniza la inducción de citoquinas. Es posible que el aislamiento de esta proteína pueda conducir a investigaciones avanzadas sobre formas de inhibir por completo la patogénesis de COVID19 en lo que respecta a la tormenta de citoquinas. Esto mantendría la respuesta inmune neutralizada en lugar de suprimida.

Dos biomarcadores principales en la mortalidad por COVID-19 son el bajo recuento de plaquetas y el volumen medio de plaquetas (MPV) elevado. El recuento de plaquetas determina la cantidad de plaquetas en la sangre y se producen en la médula ósea y se liberan al torrente sanguíneo. Estas células circulan dentro del torrente sanguíneo y se unen cuando detectan vasos sanguíneos dañados. Este acto de unión de las plaquetas se llama coagulación. Cuando el recuento de plaquetas es bajo, menos de estas células están disponibles en el torrente sanguíneo para la coagulación. Cuando esto sucede, se reduce la capacidad de una persona para formar coágulos, lo que aumentaría las posibilidades de hemorragia interna y hemorragia de la persona. Cuando el recuento de plaquetas es alto, más de estas células están presentes en el torrente sanguíneo para la coagulación. Cuanto mayor sea este número, mayor será el riesgo de que una persona desarrolle coágulos de sangre.

El volumen medio de plaquetas es el tamaño y la reactividad de esas plaquetas. Un volumen medio de plaquetas más alto indica que las plaquetas son más grandes que el promedio. También son más jóvenes ya que han sido liberados recientemente de la médula ósea. Debido a esto, se ha descubierto que las plaquetas más grandes experimentan una activación más rápida y son muy hiperactivas. Esto aumenta el riesgo de coágulos de sangre independientemente del número de plaquetas. Por otro lado, un volumen medio de plaquetas más bajo indica que el tamaño de las plaquetas es más pequeño que el promedio. Un volumen plaquetario medio más bajo también indica que las plaquetas son más viejas y menos activas. Esto coloca a una persona en mayor riesgo de sufrir un trastorno hemorrágico, independientemente del recuento de plaquetas.

La patología del COVID-19 muchas veces hace que los infectados presenten un recuento bajo de plaquetas con un volumen plaquetario alto. Ambos factores se han asociado con un aumento de la mortalidad. Dado que los coágulos de sangre son más frecuentes en las personas con COVID-19 grave, se puede inferir más fácilmente que el biomarcador clave es un volumen plaquetario medio alto, y que el recuento bajo de plaquetas puede ser simplemente el intento del cuerpo por mantener la homeostasis.

Capítulo 2: Hipótesis de la Guerra del Virus

Tan descabellado como parece. El norovirus que es un virus que causa vómitos y diarrea, podría ser un agente terapéutico contra el COVID-19. Lo interesante del norovirus es que su patología puede presentar un caso contrario al COVID-19 en lo que respecta a las plaquetas. Un estudio sobre la gastroenteritis por rotavirus, que es un virus estomacal muy parecido al norovirus, pero que se encuentra principalmente en niños pequeños, encontró que el volumen medio de plaquetas era mucho más bajo en los niños que padecían gastroenteritis por rotavirus en comparación con los que no la padecían. También encontraron que el recuento de plaquetas era mayor en las personas infectadas con el rotavirus. https://www.ncbi.nlm.nih.gov/pmc/articles/PMC4359417/

Esto es exactamente lo contrario de lo que está sucediendo en COVID-19. La conexión entre el rotavirus y el norovirus es que ambos se transmiten por contacto fecal-oral, por lo que es probable que compartan una patología similar. Otra nota interesante es que el volumen medio de plaquetas bajo encontrado en la gastroenteritis por rotavirus se asoció con enfermedades gastrointestinales inflamatorias, mientras que el volumen medio de plaquetas alto en COVID-19 se asoció con inflamación en el tracto respiratorio. Sería interesante ver si un aumento de la inflamación gastrointestinal se asocia con una disminución de la inflamación respiratoria. Si es así, se puede promulgar una simple guerra de virus. Norovirus o rotavirus teóricamente podrían convertirse en agentes terapéuticos en la lucha contra el COVID-19 grave.

Un estudio titulado "La secuenciación de ARN de células infectadas por norovirus murino revela alteración transcripcional de genes importantes para el reconocimiento viral y la presentación de antígenos" encontró que el norovirus murino es un potente simulador de la respuesta inmune innata. Se encontró que induce la respuesta de interferón tipo 1 que es responsable de la eliminación viral temprana. Sin embargo, la eliminación temprana de la actividad viral puede limitar la dinámica de la disponibilidad de antígenos y la subsiguiente respuesta de anticuerpos necesaria para el desarrollo de más anticuerpos circulantes indicativos de una fuerte inmunidad adaptativa. Esto es esencialmente lo que sucede con la infección por norovirus y explica por qué se inhibe la traducción de las proteínas de norovirus murino. La respuesta del interferón ataca al virus en su estado previo a la fusión, evitando que libere su ARN en la célula huésped para su transcripción. (Supongo que este proceso de eliminación viral de prefusión se manifiesta como un trastorno gastrointestinal: náuseas, vómitos y diarrea). Como resultado, en el caso del norovirus, el virus se retira a las células intestinales y permanece allí. Dado que se inhibió la presentación de antígenos y la producción de anticuerpos, el sistema inmunitario no detectó el virus. Esto es problemático para la investigación de vacunas contra el norovirus, ya que el norovirus es un virus que provoca que el cuerpo inhiba el transcriptoma de la célula huésped. Esto significa que el tratamiento exitoso del norovirus requeriría un mecanismo que inhibiera la respuesta del interferón tipo 1, lo que nos lleva a la patología de la COVID-19.

El virus COVID-19 hace lo contrario del norovirus. Inhibe la respuesta del interferón y activa significativamente el transcriptoma de la célula, liberando su material genético (ARN) en la célula huésped para la transcripción. (Supongo que este transcriptoma posterior a la fusión se manifiesta como un trastorno respiratorio: fatiga, tos y fiebre). Por lo tanto, el cuerpo puede producir una mayor cantidad de anticuerpos neutralizantes a través de la presentación de antígenos por parte de las células dendríticas. A veces, con COVID-19, la maquinaria celular de la célula huésped puede activarse en exceso y causar una respuesta inflamatoria llamada tormenta de citoquinas, que puede provocar daños en los órganos. Una vez más, esto es contrario a cómo opera el norovirus. El norovirus regula significativamente a la baja los receptores de citoquinas. Este aspecto del transcriptoma celular activado en COVID-19 hace que sea mucho más fácil para los investigadores desarrollar una vacuna ya que COVID-19 no inhibe la presentación de antígenos y la producción de anticuerpos. Por lo tanto, la vacuna COVID-19 puede simplemente exponer el cuerpo a una parte muerta del antígeno y provocar que el cuerpo produzca anticuerpos en respuesta. Por lo tanto, el cuerpo estará protegido si se expone al virus en el futuro. Este no es el caso con el norovirus ya que el propio virus inhibe la presentación de antígenos. Una vacuna contra el norovirus tendría que desencadenar un mecanismo en el cuerpo que inhibiría inmediatamente la respuesta del interferón tipo I tan pronto como el norovirus se presente en el cuerpo. No tendría nada que ver con los anticuerpos. Dado que se supone que el norovirus y el coronavirus son completamente antitéticos entre sí, un componente de cada virus puede usarse como vector en una vacuna para el otro. Un componente del norovirus puede usarse como vector en una vacuna contra el coronavirus. Y un componente del coronavirus puede usarse como vector en una vacuna contra el norovirus. Una vacuna de vector viral difiere de una vacuna de ARNm. En las vacunas de ARNm, la parte del antígeno no está en la vacuna, pero está codificada en el ARNm contenido en la vacuna. Una vez que la vacuna se inyecta en el cuerpo, el ARNm ingresa a la célula donde sus instrucciones se traducen en aquellas proteínas que forman parte del antígeno. La respuesta inmune luego reconoce las proteínas como un patógeno extraño y crea anticuerpos que van a la célula infectada, se unen a las proteínas y las marcan para su destrucción. Una vez que se elimina este patógeno, los anticuerpos permanecen en el cuerpo durante un período de tiempo, a través del cual reconocerá y localizará cualquier forma similar de ese patógeno específico que destruyó previamente. Cuando el cuerpo se infecta más tarde con el virus real, los anticuerpos reconocerán el antígeno, se unirán al virus y lo eliminarán del cuerpo. Esta protección dura mientras los anticuerpos contra ese virus permanezcan elevados en el cuerpo. Las vacunas de vectores virales, por otro lado, son similares en el sentido de que utilizan las propias células del cuerpo para producir el antígeno. Sin embargo, en lugar de ARNm, utilizan un virus modificado para entregar el código genético del antígeno. La ventaja aquí es que desencadena tanto la respuesta de interferón tipo 1 como la respuesta de producción de anticuerpos. Esto proporcionaría protección contra la infección y también protección después de la infección.

Comprender la dinámica de las patologías opuestas entre virus puede ayudar a comprender que existe un conflicto mayor dentro del cuerpo que involucra numerosos procesos que operan en oposición a otros procesos. Esta filosofía sobre la salud física describirá cómo el cuerpo se mantiene a través de interminables confrontaciones y conflictos entre vitaminas y minerales. Cuando uno domina a otro por el mismo sitio receptor durante demasiado tiempo, se produce la enfermedad. Mientras la batalla permanezca pareja, la salud será el resultado. ¿Es esta la historia completa de la salud? No. Otro aspecto de la salud física es la presencia de invasores externos (virus) y aquí es cuando las cosas se vuelven un poco más complejas. Cuando algo extraño ingresa al cuerpo y se presentan síntomas, la solución puede no ser siempre tan simple como equilibrar una deficiencia de vitamina o mineral que resulta de que una vitamina o mineral domina a otra. Para comprender la esencia de esta teoría de la salud, imagine todas las vitaminas y minerales que permiten que el cuerpo funcione. Ahora imagine que la mitad de estas vitaminas o minerales y sus funciones de salud resultantes pertenecen a un lado de la salud y la otra mitad pertenece al otro lado de la salud con estos 2 lados esencialmente opuestos entre sí y en esta oposición, se hacen ciertos síntomas de una enfermedad. peor o mejor cuando una vitamina o mineral de un lado ingresa al cuerpo y mejora la capacidad de ese lado completo de vitaminas y minerales de donde proviene... mientras, al mismo tiempo, debilita la capacidad de absorción de vitaminas y minerales del otro lado de las Vitaminas y minerales. En esencia, comprender que reducir un conjunto de síntomas siempre empeora otro conjunto de síntomas. Una buena analogía de los contendientes para cada lado de la salud son los poderes del Eje y los Aliados de la Segunda Guerra Mundial. Si bien Alemania, Japón e Italia son países diferentes con agendas diferentes, el éxito de un país en la Segunda Guerra Mundial equivalía al éxito de los demás en esa alianza y, al mismo tiempo, equivalía al debilitamiento de la alianza opuesta. Lo mismo ocurre con las potencias aliadas de EE. UU., Rusia y Gran Bretaña. El éxito de uno de esos países en la Segunda Guerra Mundial benefició a toda la alianza y debilitó a la otra alianza.

La vitamina o mineral recién ingresado es siempre el más fuerte en términos de absorción por parte del cuerpo. Ahora, mientras que algunos invasores externos (virus o gérmenes) permiten que un conjunto de vitaminas y minerales supere a otro y se destruyen fácilmente simplemente tomando vitaminas y minerales antagonistas del otro lado y simplemente corrigiendo la deficiencia, posiblemente (tal vez) entren otros virus. el cuerpo y atacar ambos lados del conflicto de vitaminas y minerales. Una buena analogía es Japón atacando a China mientras los nacionalistas chinos y los comunistas chinos luchaban entre sí en la época de la Segunda Guerra Mundial. Ahora tiene una situación en la que debe elegir de qué lado empoderar primero para debilitar el virus. Hacerlo debilitaría o agotaría otro conjunto de vitaminas y minerales y exacerbaría aún más una parte de los síntomas negativos resultantes del virus, pero el acto de habilitar un lado daña el virus y reduce un conjunto de síntomas. Ahora que el virus está dañado, no puede ser destruido hasta que el otro conjunto de vitaminas y minerales, que están siendo suprimidos debido a la presencia de las vitaminas y minerales antagonistas que combaten el virus, tenga su turno para dispararle. Ahora, a su vez para combatir el virus, su presencia suprime el conjunto anterior de alianzas de vitaminas y minerales que fueron primero contra el virus. Esto ayuda a eliminar algunos síntomas que surgen de la supresión anterior, pero recupera los síntomas que surgen de la supresión de las vitaminas y minerales que primero combatieron el virus, pero que se redujeron cuando el cuerpo permitió la absorción de ese primer conjunto de vitaminas y minerales. Ahora el virus está más dañado, pero el cuerpo todavía sufre los síntomas de la deficiencia. En teoría, una vez que se elimina el virus yendo y viniendo entre permitir que cada alianza opuesta luche contra el virus, el conflicto original de ambos lados de las alianzas de vitaminas y minerales eventualmente regresa y surge la necesidad de simplemente corregir la deficiencia a través de la ingesta de vitaminas o minerales. sin la presencia del virus. También se debe tener en cuenta que el poder de los virus para permitir que una alianza de vitaminas/minerales supere a la otra alianza de vitaminas/minerales puede ayudar a curar las dolencias presentes. Si uno tiene una dolencia actualmente en el cuerpo, un virus entrante puede traer los refuerzos que necesita la alianza oprimida para superar la imposición de vitaminas/minerales de la otra alianza provocada por la dolencia actual. Incluso los médicos de hoy inyectan a los pacientes enfermos otras enfermedades para combatir su enfermedad actual. Por ejemplo, el virus del sarampión a veces se usa para ayudar a las personas a combatir el cáncer. Entonces, al usar nuestra teoría sobre las alianzas de vitaminas y minerales y su oposición siendo atacada simultáneamente por un invasor (virus) externo, veremos el virus del ébola. El ébola es un virus que ingresa al cuerpo a través de los fluidos corporales y, a menudo, se encuentra en murciélagos y monos. Una vez que una persona se infecta con el virus del ébola, el virus mismo se adhiere a una célula, ingresa a ella y comienza el proceso de replicación. Al hacerlo, logra destruir la parte de la célula que alertaría a los glóbulos blancos del sistema inmunitario, que normalmente atacarían al virus y lo matarían. Entonces, en esencia, la supresión inicial de los glóbulos blancos es lo que provoca el primer conjunto de síntomas de fiebre, dolor de garganta, dolor en las articulaciones, dolor muscular, debilidad, dolor de cabeza (según los Centros para el Control de Enfermedades). Según los CDC, estos también son los mismos síntomas de la gripe/coronavirus. Esto hace que sea más importante ver esto como lo que está haciendo el virus y no tanto como el virus en sí. En mi observación, los síntomas de la gripe/coronavirus son solo un lado de la alianza de vitaminas y minerales que se afirma sobre la otra alianza. Pero en aras de la simplicidad, reduciremos las alianzas opuestas a 2 vitaminas principales, la vitamina A de la alianza 1, que apoya los síntomas similares a los de la gripe/coronavirus y la vitamina E, un antagonista de los síntomas similares a los de la gripe/coronavirus de la alianza 2. Como se dijo antes, al igual que las alianzas en la Segunda Guerra Mundial, la presencia y la afirmación de uno fortalece esencialmente la afirmación de toda la alianza de la que forma parte, al tiempo que debilita la afirmación del oponente y su alianza. Entonces, con este primer conjunto de síntomas del ébola, tenemos una afirmación excesiva de la vitamina A, lo que respaldaría esos síntomas iniciales similares a los de la gripe/coronavirus y el recuento bajo de glóbulos blancos, y al mismo tiempo respaldaría la supresión de los opuestos. La vitamina E y su alianza, que equivaldría automáticamente a la capacidad de antagonizar los síntomas similares a los de la gripe/coronavirus y el recuento bajo de glóbulos blancos. En teoría, la solución para lidiar con la primera parte del ébola sería simplemente un protocolo de tratamiento simple para la gripe/coronavirus. (Creo que la vitamina E es el mejor luchador contra los síntomas de la gripe/coronavirus). Aquí es donde tenemos un problema. Hasta donde yo sé, la primera etapa del ébola no reduce el recuento de glóbulos blancos, simplemente mata al señalizador y, por lo tanto, deja a los glóbulos blancos ajenos a lo que está haciendo el virus. Una analogía sería irrumpir en un edificio pero modificar las cámaras de manera que los guardias de seguridad no vean a nadie irrumpir en el edificio. En ese escenario, tienes ladrones entrando al edificio y tomando todo sin que los guardias se den cuenta. Esto nos lleva a la segunda etapa del ébola, que son los problemas gastrointestinales junto con la fiebre. Ahora, en este punto, los glóbulos blancos han sido alertados y ahora están lanzando una reacción a gran escala. Según los CDC, la fiebre suele persistir durante esta etapa junto con los problemas gastrointestinales de vómitos y diarrea. El dilema aquí es que debido a que la vitamina A apoya los síntomas de la gripe/coronavirus, la vitamina E, que en realidad ayudaría a los problemas gastrointestinales y al alto recuento de glóbulos blancos, debería haber llevado a la supresión de los síntomas similares a los de la gripe/coronavirus en su lucha. contra la vitamina A para el sitio del receptor. Dado que no conozco el calendario de los síntomas del ébola, tengo la hipótesis de que la fiebre se dispararía inmediatamente antes de la aparición de los problemas gastrointestinales y luego disminuiría lentamente (aunque todavía estuviera allí) a medida que la vitamina E y su alianza junto con su sintomático Las características (debido a la afirmación excesiva) de náuseas, vómitos y diarrea se afirmarían con fuerza y eventualmente superarían los problemas similares a la gripe/coronavirus y su apoyo de la vitamina A. Según algunas investigaciones, este es el punto decisivo para el ébola. supervivencia. Parece justificar otra hipótesis de que aquellos que sobreviven al ébola experimentan un efecto de equilibrio durante esa etapa (lo que equivale a la salud) y aquellos que no experimentan ese equilibrio, terminan teniendo que lidiar con un control total por la vitamina E/problema gastro. correlación. Dado que la vitamina E también es un anticoagulante, esta evaluación se alinearía con el resultado final de muerte para las personas que padecen ébola por hemorragia, que es causada por la dilución de la sangre. Durante la etapa 2, debido a que la vitamina E aumenta la presión arterial en su entrada inicial, debe haber un aumento de la presión arterial durante su afirmación en algún momento de la etapa 2 del ébola. Debido a que esta evaluación concluiría que el ébola es simplemente una reacción exagerada de los glóbulos blancos debido a que los glóbulos blancos inicialmente no pudieron detectar la presencia del virus, se puede concluir que la supervivencia del ébola se basaría en la capacidad del cuerpo para limitar esta reacción exagerada. Según el American Family Physician-Baptist Regional Cancer Institute, un recuento alto de glóbulos blancos es una emergencia debido al riesgo de hemorragia e infarto cerebral.

Esto inferiría que los glóbulos blancos/vitamina E/adelgazamiento de la sangre/problemas gastrointestinales/hemorragia están todos relacionados. La evaluación general inferiría que los síntomas de la gripe/coronavirus y los problemas gastrointestinales no están inherentemente relacionados y en realidad son enemigos naturales. Si la segunda etapa del ébola es una manifestación intensificada tanto de los síntomas de la gripe/coronavirus como de los síntomas gastrointestinales sin ninguna transición de un conjunto de síntomas que domine y suprima al otro, entonces el virus del ébola adquiere una estructura más complicada con la necesidad de descubrir cómo la sangre el adelgazamiento puede ocurrir sin una presencia excesiva de glóbulos blancos y vitamina E. Si la vitamina E se suprime y provoca síntomas de gripe/coronavirus simultáneamente con la vitamina A que se suprime provocando problemas gastrointestinales, siendo la propia replicación viral el factor que está causando los síntomas y deficiencias de ambos lados opuestos, entonces uno tiene que decidir qué lado de la alianza de vitaminas/minerales empoderar primero para comenzar el proceso de debilitamiento del virus al devolver el equilibrio de vitaminas/minerales a un nivel normal y sabiendo que empoderar uno alianza debilitaría el virus pero exacerbaría una parte de los síntomas hasta que la vitamina/mineral suprimido alli A la danza le llega el turno de magnificar su presencia en el cuerpo para combatir el virus.

Una buena perspectiva hacia la salud no estaría en curar una enfermedad, sino en enfermarse de una manera que debería oponerse a una enfermedad actual en el cuerpo. La salud debe verse como un péndulo oscilante o un metro que tiene dos extremos opuestos, siendo cada extremo una enfermedad diferente, en la que cuanto más enfermo se está en un extremo del espectro, menos enfermo se está en el otro extremo del espectro. el espectro. Aquí hay imágenes para percibir cómo los síntomas de la gripe/coronavirus y las enfermedades gastrointestinales aparecen en un espectro en los extremos opuestos, y también cómo la malaria y la anemia falciforme hacen lo mismo. Imagine que la barra en el espectro es la influencia de la vitamina para alejar las barras de un extremo al otro.

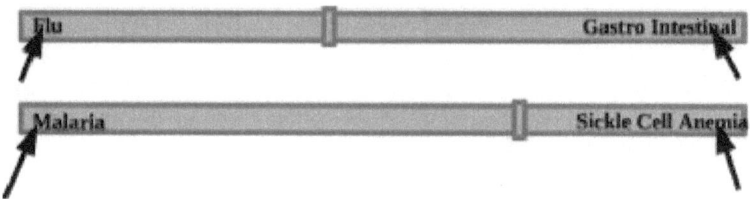

Es de conocimiento común en la comunidad médica que la anemia de células falciformes, que es un trastorno de los glóbulos rojos en el que la hemoglobina, un componente de los glóbulos rojos necesario para llevar oxígeno a otros órganos del cuerpo, en realidad brinda ciertas protecciones contra otra enfermedad llamada Malaria. La malaria generalmente proviene de las picaduras de insectos y produce síntomas similares a los de la gripe/coronavirus (fiebre, escalofríos, dolor muscular, dolor de cabeza). En otras palabras, aquellos con anemia de células falciformes presentes en su cuerpo tienen muy pocas posibilidades de contraer malaria. anemia de células falciformes, de la cual la hemoglobina se encuentra atípica, deformando así los glóbulos rojos en forma de hoz, por lo general presenta síntomas de anemia, debilidad y fatiga, hinchazón en las manos y los pies, e ictericia (coloración amarillenta de la piel). El estudio más notable sobre por qué la anemia de células falciformes brinda protección contra la malaria fue realizado por Michael P Soares, investigador del Instituto Gulbenkian de Ciencia (IGC), en Portugal. Él y su equipo, del que formaban parte Ana Ferreira, investigadora posdoctoral, y el Prof. Ingo Bechman, modificaron genéticamente ratones para producir una copia de hemoglobina falciforme y, después de exponer a los ratones a la malaria, descubrieron que las lesiones cerebrales generalmente asociadas con La malaria estuvo ausente. En este caso, se encontró que la hemoglobina falciforme atípica repelía al parásito de la malaria sin interferir con la capacidad del parásito para infectar.

La dinámica de células falciformes/malaria se alinea con la hipótesis sobre el ébola y los glóbulos blancos/vitamina E y su antagonismo a los síntomas similares a los de la gripe/coronavirus (vitamina A). Según la investigación médica, se ha encontrado que la anemia falciforme se correlaciona con un recuento elevado de glóbulos blancos. Entonces, al aplicar nuestros conceptos de lo que se dijo sobre el ébola en las páginas anteriores, podemos concluir que la protección de las células falciformes contra la malaria estaría directamente relacionada con su alto recuento natural de glóbulos blancos si nuestra evaluación del ébola en la fase 2 indica una transición de vitamina E/glóbulos blancos/superposición gastrointestinal de vitamina A/gripe/control de síntomas similares al coronavirus en el cuerpo. El tratamiento actual para reducir los síntomas de la anemia drepanocítica consiste en tomar un medicamento recetado llamado hidroxiurea, que reduce el recuento de glóbulos blancos. Eso en sí implica que el recuento de glóbulos blancos es un componente principal de los problemas que surgen de la anemia de células falciformes. Se dice que un recuento elevado de glóbulos blancos daña los vasos sanguíneos al desgarrar constantemente las paredes de los vasos sanguíneos, que es exactamente lo que sucede en la fiebre hemorrágica del ébola.

Podemos aprovechar esto transfiriendo estos conceptos a otra enfermedad que presenta síntomas similares a los de la gripe/coronavirus, el VIH (virus de inmunodeficiencia humana). El VIH es una enfermedad de transmisión sexual que actúa sobre el organismo destruyendo los glóbulos blancos del organismo. Al hacerlo, hace que la persona sea menos capaz de combatir las infecciones. En las etapas avanzadas, las personas que sucumben a las últimas etapas del VIH, lo que se conoce como Síndrome de Inmunodeficiencia Adquirida (SIDA), generalmente mueren a causa de cualquier infección que pueda ingresar al cuerpo como resultado de no tener los glóbulos blancos para combatirla. Con la evaluación de este escrito de que el ébola es una reacción exagerada de los glóbulos blancos, que son respaldados por la vitamina E y elevados en la anemia de células falciformes (tanto la vitamina E como las células falciformes son antagonistas de las enfermedades que transmiten la gripe/coronavirus como síntomas de fiebre /debilidad muscular), se puede suponer, al continuar con este patrón, que el VIH, que destruye los glóbulos blancos, se opondría significativamente a un entorno corporal infectado con células falciformes o ébola en etapa 2 cuando se presentan problemas gastrointestinales. Curiosamente, en un artículo en www.blackaids.org escrito por Mark Mascolini en nombre de la Sociedad Internacional del SIDA, dice: "La enfermedad de células falciformes reduce las probabilidades de infección por VIH en un 70%, según el análisis de 423,431 registros de adultos africanos- Los estadounidenses ingresaron en el hospital desde 1997 hasta 2009. Por el contrario, la enfermedad de células falciformes aumentó las posibilidades de infección con el virus de la hepatitis B o C (VHB o VHC)".

Entonces, esto confirma nuestra evaluación de que cualquier cosa relacionada con un recuento alto de glóbulos blancos, respaldado por la vitamina E, antagonizará cualquier cosa asociada con los síntomas de la gripe/coronavirus. El estudio sobre el VIH y la anemia drepanocítica mostró que la anemia drepanocítica en realidad aumentó las posibilidades de infección con hepatitis B o C. Según nuestra evaluación, es fácil suponer que la razón de esto es que la hepatitis B y C, a diferencia del VIH, está asociada con un aumento recuento de glóbulos blancos. En las últimas etapas de la hepatitis C, un hígado inflamado da como resultado el agotamiento de la vitamina A almacenada (la vitamina E antagoniza la vitamina A) y un fuerte aumento en el recuento de glóbulos blancos (la vitamina E respalda el recuento alto de glóbulos blancos). Si la hepatitis C es este ataque gradual al hígado hasta ese punto, entonces la hepatitis C debe estar asociada con un recuento alto de glóbulos blancos, lo que afirma por qué la anemia falciforme aumentaría la posibilidad de infección por hepatitis C. La hepatitis C, en ese caso, sería fundamentalmente diferente del VIH. La hepatitis B y C son básicamente lo mismo, la diferencia está en cómo se transmiten. La hepatitis C se transmite a través de la sangre y la hepatitis B se transmite a través de los fluidos. Dado que la hepatitis B y C se asocia con un recuento cada vez más elevado de glóbulos blancos, la anemia de células falciformes, que automáticamente indica un recuento alto de glóbulos blancos, presentaría un entorno que respalda el aumento creciente de glóbulos blancos de la hepatitis y el daño resultante en el hígado. . En este punto, poco a poco vamos formulando la idea de que la elevación del recuento de glóbulos blancos no es exactamente la respuesta del cuerpo a la infección en general, sino las condiciones necesarias para la presencia de ciertas enfermedades en el cuerpo. Es decir, se debe considerar que un glóbulo blanco más alto combate una infección y, al mismo tiempo, crea un problema y que, así como ciertas enfermedades se mitigan mediante el uso de medicamentos para aumentar el recuento de glóbulos blancos, otras enfermedades se mitigan mediante el uso de medicamentos para disminuir los glóbulos blancos. recuento de células. No sería una coincidencia que los medicamentos que se usan para tratar la anemia falciforme y la hepatitis tengan efectos secundarios que reducen el recuento de glóbulos blancos.

Al usar la información hasta el momento, podemos alinear el recuento de glóbulos blancos, la vitamina E, los interferones tipo 1 y los anticoagulantes. Si bien los anticuerpos son un tipo de glóbulos blancos, su formación requiere la supresión del recuento de glóbulos blancos y la respuesta del interferón tipo 1, por lo que podemos oponer la formación de anticuerpos al recuento de glóbulos blancos. También podemos colocar medicamentos inmunosupresores en el lado opuesto al recuento de glóbulos blancos, ya que los inmunosupresores reducen el recuento de glóbulos blancos.

Si llevamos esto más allá de Cáncer, podemos mostrar cómo esta dinámica continúa correlacionada. Recibimos investigaciones que muestran cómo el recuento alto de glóbulos blancos se asocia con un mayor riesgo de mortalidad por cáncer. Fumar cigarrillos en la comunidad científica médica es una causa ampliamente reconocida de recuento elevado de glóbulos blancos. Fumar cigarrillos también es un factor ampliamente reconocido como causante del cáncer de pulmón. Solo por eso, es probable que podamos extrapolar que un recuento alto de glóbulos blancos es un factor de riesgo para el cáncer. Dado que en este escrito se determinó que la vitamina E es un partidario natural del conteo alto de glóbulos blancos, ahora podemos ver cómo la investigación científica sobre el cáncer se alinea con eso. La Academia Sahlgrenska de la Universidad de Gotheburg realizó un estudio sobre el efecto antioxidante en el cáncer de pulmón en ratones. Después de que los ratones recibieron vitamina E y un medicamento llamado N acetilcisteína In, los investigadores encontraron que los tumores de cáncer de pulmón se aceleraron en respuesta a la vitamina E y causaron que los ratones murieran mucho más rápido que los ratones con cáncer de pulmón que no recibieron vitamina E.

Martin Bergo, profesor del Centro Oncológico Sahlgrenska de la Universidad de Gotemburgo. En otro estudio realizado en Shanghái, se evaluó el riesgo de cáncer y la administración de suplementos de vitamina E en mujeres no fumadoras. En ese estudio se encontró que las mujeres que mantuvieron una dieta con suplementos de vitamina E tenían un riesgo significativamente mayor de desarrollar cáncer de pulmón, específicamente adenocarcinomas, que es un tipo de tumor que puede desarrollarse en cualquier parte del cuerpo, incluidos los pulmones.

La anemia drepanocítica se vincula a este estudio de cáncer porque la investigación encontró en un estudio de California que las personas con enfermedad de células falciformes tienen un riesgo 72 por ciento mayor de desarrollar leucemia, que implica una rápida sobreproducción de glóbulos blancos.

La anemia de células falciformes, que constituye un mayor recuento de glóbulos blancos, proporciona un entorno compatible para el cáncer. Otro estudio que utilizó datos hospitalarios en Inglaterra descubrió una incidencia de cáncer entre tres y diez veces mayor entre los pacientes con enfermedad de células falciformes por cánceres hematológicos y un mayor riesgo de cáncer de colon, cáncer de piel no melanoma, cáncer de riñón y cáncer de tiroides.

Para continuar descubriendo más vínculos entre las condiciones que dan como resultado un recuento alto de glóbulos blancos, veamos qué sucede cuando el cáncer se enfrenta al antagonista de la vitamina E, la vitamina A. En un estudio realizado por Ecole Polytechnique Federale de Lausanne, los investigadores encontraron que los tumores de cáncer de colon son el resultado de un gen desactivado responsable de la supresión de tumores. Este gen se llama gen HOXA5. En ese estudio encontraron que el factor responsable de su reactivación era la vitamina A. "En ratones que tenían cáncer de colon, el tratamiento con retinoides (vitamina A) bloqueó la progresión del tumor y normalizó el tejido. adelante, este tratamiento eliminó las células madre del cáncer y previno la metástasis en los animales vivos. Los investigadores obtuvieron resultados similares con muestras de pacientes reales".

En un estudio del gen HOXA5, que fue activado por la vitamina A, en el cáncer de pulmón, se encontró que la proliferación de células de cáncer de pulmón de células no pequeñas es inhibida por la expresión del gen HOXA5. Hipotéticamente, dado que la vitamina A activó el gen y bloqueó la progresión del cáncer de colon, la vitamina A también debería activar el mismo gen HOXA5 para el cáncer de pulmón y, posteriormente, bloquear su progresión. El gen HOXA5 activado por vitamina A está relacionado con la inhibición de la proliferación de células cancerosas en varios tipos de cáncer, como el de colon, pulmón, estómago, cuello uterino y mama. Un hecho interesante sobre la vitamina A y el cáncer de colon es que muchos de los que han optado por tratar su cáncer de colon con medios naturales a través de la dieta encontraron un éxito significativo al beber jugo de zanahoria, que está cargado con betacaroteno, un precursor de la vitamina A. En un sitio web llamado www.chrisbeatscancer.com, dos personas, Ann Cameron y Ralph Cole, escribieron cómo curaron completamente su cáncer simplemente bebiendo jugo de zanahoria sin cambiar nada más en su dieta. Ann Cameron tiene un libro sobre su experiencia titulado "Curar el cáncer con zanahorias".

Para comprender por qué los estudios de suplementos de vitamina A en el cáncer de pulmón no han estado a la altura de este vínculo claro entre la vitamina A y el cáncer, tal vez se deba al hecho de que algo más puede necesitar estar involucrado en la suplementación de vitamina A. Encontramos en vitamina E que la mayoría de las fuentes naturales, como las nueces y los aceites, son muy bajas en azúcares. Esto podría indicar la falta de necesidad de la presencia de azúcar para asegurar la absorción. Sin embargo, con el betacaroteno, la mayoría de las fuentes naturales como las zanahorias, los tomates, los pimientos rojos, el melón y las batatas contienen cantidades generosas de azúcares naturales. Esto debe indicar un requisito para que el azúcar esté presente para que la vitamina A sea absorbida. Mientras que la vitamina A es liposoluble (necesita la presencia de grasa para ser absorbida), su precursor, el betacaroteno, no lo es. Si el estudio de la vitamina A que reactiva el gen HOXA5 en el cáncer está directamente relacionado con la experiencia del uso de jugo de zanahoria de Ann Cameron para curar completamente el cáncer de colon, entonces la vitamina A necesaria para activar el gen HOXA5 en humanos debe estar relacionada con la "vitamina A con betacaroteno como precursor". Si planteamos la hipótesis de que la reactivación del gen HOXA5 por parte de la vitamina A depende de la absorción adecuada del betacaroteno como precursor de la vitamina A, mientras que se necesita la presencia de azúcar para efectuar una conversión adecuada, podemos luego relacione esa necesidad de la presencia de azúcar como otro aspecto que juega un papel en la dinámica del conteo de glóbulos blancos, si el crecimiento del tumor canceroso está relacionado con un conteo alto de glóbulos blancos y la vitamina A está relacionada con la activación de un proceso que inhibe ese tumor crecimiento, con el azúcar como requisito previo, entonces se puede plantear la hipótesis de que un nivel más alto de azúcar en la sangre está relacionado con un recuento más bajo de glóbulos blancos, mientras que un nivel más bajo de azúcar en la sangre está relacionado con un recuento más alto de glóbulos blancos y su en consecuencia, un mayor riesgo de tumores cancerosos. Dado que la anemia de células falciformes está relacionada con un recuento más alto de glóbulos blancos, y un recuento más alto de glóbulos blancos está relacionado con un nivel más bajo de azúcar en sangre, entonces la anemia de células falciformes en sí misma debería constituir un bajo riesgo de niveles elevados de azúcar en sangre. En estudios recientes realizados por Mary Elizabeth Lacy de la Escuela de Salud Pública de la Universidad de Brown, al usar la glucosa en ayunas para medir el riesgo de diabetes, ella y sus colegas encontraron que no hay indicios de una prevalencia más alta o más baja de diabetes en afroamericanos con células falciformes versus los que no lo tienen. Sin embargo, al usar la prueba de hemoglobina A1c, que mide el riesgo de diabetes midiendo la cantidad de glucosa que se adhiere a los glóbulos rojos, encontraron que la prueba resultó en una prevalencia mucho más baja de diagnósticos de diabetes para aquellos que tenían el rasgo de células falciformes en comparación con los que no lo hicieron... a pesar de que los niveles de azúcar en la sangre eran similares para ambos. Dado que los glóbulos rojos en la anemia de células falciformes no viven tanto tiempo, los glóbulos tienen menos tiempo para recolectar glucosa, y esta es la razón por la cual las lecturas de A1c inferirían menos incidencias de diabetes en el grupo de células falciformes.

Sin embargo, no hay confirmación de que los resultados de A1c para el rasgo de células falciformes no estén relacionados con factores biológicos. Cuando se trata de diabetes tipo 1 y tipo 2, se ha encontrado que la diabetes tipo 1 está asociada con un recuento de glóbulos blancos más bajo (Hillson Rowan. La diabetes y la sangre: glóbulos blancos y plaquetas) y la diabetes tipo 2 está asociada con un recuento de glóbulos blancos más alto. recuento de células sanguíneas. La diferencia entre los dos es que en la diabetes tipo 1 no se produce insulina. En la diabetes tipo 2, hay insulina, pero no la suficiente. La mayoría de los estudios han encontrado que el riesgo de diabetes tipo 2 es mayor en aquellos con un recuento de glóbulos blancos más alto. El problema aquí es que mi hipótesis de que un nivel más alto de azúcar en la sangre estaría relacionado con un recuento más bajo de glóbulos blancos se alinea con el estudio para el tipo 1, pero no para el tipo 2. La única forma de resolver este dilema de confusión sobre cómo la diabetes (tipo 1 y 2) podría inferir dos factores diferentes de glóbulos blancos, al alinear el resultado del alto WBC asociado con el tipo 2 NO con los niveles de azúcar en la sangre, sino con los niveles de insulina. Dado que el consumo de más azúcar resulta en la producción de más insulina en individuos no diabéticos, el mayor riesgo de tipo 2 tiene que estar relacionado con el desgaste de la producción de insulina del cuerpo con el consumo de azúcar en exceso. Esto inferiría que cualquier persona no diabética que tenga un alto recuento de glóbulos blancos y, por lo tanto, tenga un mayor riesgo de desarrollar diabetes tipo 2, también debe asumirse como un alto consumidor de azúcares. En ese caso, su respuesta a la insulina debería justificar ese alto recuento de glóbulos blancos. Al hacer que la insulina sea el factor para el conteo de glóbulos blancos, se debe suponer que aquellos a quienes se les hizo la prueba para un conteo de glóbulos blancos más bajo que no desarrollaron diabetes no tuvieron la ingesta de azúcar y, por lo tanto, la respuesta de insulina que habría justificado un conteo alto de glóbulos blancos. recuento de células. Esto, naturalmente, indica un menor riesgo de desarrollar diabetes. Esta aplicación de insulina a WBC todavía se alinea con la prueba con respecto a la diabetes tipo 1 en la que obviamente no hay respuesta a la insulina y, por lo tanto, un recuento bajo de glóbulos blancos. La diferencia es que alguien no diabético con un recuento bajo de glóbulos blancos relacionado con un uso bajo de insulina tiene que ver con la necesidad como resultado de no necesitar usar mucha insulina para una ingesta de azúcar más baja, a diferencia de un diabético tipo 1 cuyo recuento bajo de glóbulos blancos. el recuento de células sanguíneas es indicativo de que no hay insulina, lo que tiene que ver simplemente con no poder producir insulina, sin importar la cantidad de azúcar que se consuma. Esto también inferiría que el azúcar solo sin ser influenciado por la insulina reduciría el recuento de glóbulos blancos. Volviendo a cómo la activación del gen HOXA5, que inhibe la proliferación de células cancerosas, es el resultado de la vitamina A (del beta caroteno y necesitando la presencia de azúcar), podemos inferir que la diabetes reduciría el riesgo de algunos tipos de cáncer. Investigadores de la Universidad Noruega de Ciencia y Tecnología y la Universidad de Trondheim descubrieron que, después de analizar 1677 casos de cáncer de pulmón, la supervivencia a 1, 2 y 3 años en pacientes con cáncer de pulmón con y sin diabetes mellitus era del 43 % frente al 28 %. %, 19% frente a 11% y 3% frente a 1%, respectivamente.

Dado que se considera que un nivel más alto de insulina aumenta el riesgo de cáncer de colon, el efecto de la vitamina A (que reactiva HOXA5, que posteriormente inhibe el crecimiento de las células tumorales) debe girar en torno a la ralentización de la producción de insulina. "En un estudio publicado por Morales-Oyarvide et al en el Journal of the National Cancer Institute, los investigadores encontraron que los pacientes con cáncer de colon en etapa III que tenían la "carga de insulina en la dieta" más alta: el nivel de insulina producido por el cuerpo en respuesta a la dieta- tenían el DOBLE de probabilidades de tener una recurrencia o morir de cáncer de colon que los pacientes con la carga más baja.La tendencia se mantuvo independientemente del nivel de actividad física y fue especialmente fuerte en los pacientes que eran obesos, hallaron los investigadores.

Entonces, esencialmente, dado que la insulina más alta es un factor tan fuerte en la mortalidad por cáncer de colon, cualquier efecto de alivio, como el proceso de activación de la vitamina A/HOXA5, tiene que relacionarse con una reversión con respecto a esta alta carga de insulina. Para que la vitamina A a través del betacaroteno revierta el cáncer de colon, se debe concluir que el azúcar/betacaroteno/vitamina A es necesaria para reducir la respuesta de la insulina en el cuerpo. Dado que el cuerpo generalmente libera insulina en respuesta al azúcar, evaluar el uso del azúcar para reducir la respuesta de la insulina es una contradicción. Sin embargo, en un estudio titulado " Efectos del azúcar, la sal y el agua destilada en los glóbulos blancos y las células plaquetarias" que se realizó en 2016, los investigadores encontraron que el recuento de glóbulos blancos se reduce durante unas pocas horas (2 - 6) justo después de comer dulces Entonces, si usamos eso junto con insulina alta que equivale a un recuento alto de glóbulos blancos y, por lo tanto, un mal pronóstico para el cáncer de colon, podemos resolver la necesidad de azúcar y la absorción adecuada de betacaroteno (para convertirlo en vitamina A) como una reversión total de esas causas del cáncer de colon al hecho de que el azúcar reduce temporalmente el recuento de glóbulos blancos y, por lo tanto, reduciría temporalmente la respuesta a la insulina y la mortalidad por cáncer de colon. La diabetes, en este caso, reduciría el riesgo de cáncer de colon solo si la respuesta de la insulina es baja. En algunos tipos de diabetes tipo 2, aunque la sensibilidad a la insulina se reduce (lo que significa que las células no absorben el azúcar de la sangre), el páncreas aún produce una gran cantidad de insulina en el torrente sanguíneo. En ese escenario, el tipo 2 aumenta el riesgo de cáncer de colon. Si la sensibilidad a la insulina se reduce junto con la falta de producción de insulina por parte del páncreas, entonces la diabetes tipo 2, en ese caso, reduciría el riesgo de cáncer de colon.

Para resumir, podemos evocar cómo se alinean los lados de la salud con respecto a los glóbulos blancos. A continuación se muestra un diseño que podemos extrapolar lógicamente de los escritos hasta el momento. Tenemos 2 lados que son fundamentalmente opuestos entre sí hasta el punto de que cualquier factor de un lado puede oponerse a cualquier factor del otro lado. Por ejemplo, la gripe/coronavirus del lado dos de la salud representaría una influencia opuesta sobre el cáncer del lado uno.

Lado uno de la salud	Lado dos de la salud
Respuesta de interferón tipo 1	Formación de anticuerpos
glóbulos blancos altos	Glóbulos blancos bajos
Insulina en sangre alta	Insulina en sangre baja
Cáncer	síntomas de gripe/coronavirus
Problemas gastrointestinales vitamina e	Vitamina A (betacaroteno, azúcar)
Anemia falciforme	Malaria
Ébola-etapa 2	

Podemos extrapolar que dado que la vitamina E está del lado de los glóbulos blancos superiores, la vitamina E puede interrumpir cualquier enfermedad relacionada con síntomas similares a los de la gripe/coronavirus (generalmente un indicador de un exceso de vitamina A (betacaroteno)), pero mejorar cualquier enfermedad relacionada con problemas gastrointestinales/vasos sanguíneos/adelgazamiento de la sangre. Si un factor de un lado se presenta al cuerpo cuando otro factor del mismo lado ya está presente, los síntomas empeorarán.

Con una lista generada, podemos suponer dónde se alinearía la reactivación de CMV. La causa número uno de muerte para quienes padecen COVID-19 grave es la insuficiencia respiratoria del Síndrome de Dificultad Respiratoria Aguda (SDRA). La investigación ha encontrado que el ARDS está estrechamente relacionado con la activación de la coagulación. Si bien aún no se ha explicado por completo el aumento del riesgo trombótico entre los pacientes con COVID-19, planteo la hipótesis de que la activación de la coagulación en la patogénesis de COVID-19 está relacionada con la reactivación del CMV. El resultado es una mayor prevalencia de trombocitopenia o recuentos bajos de plaquetas entre las personas que padecen COVID 19 grave. Si bien un recuento bajo de plaquetas indicaría riesgo de hemorragia, la mayoría de las muertes por COVID-19 están relacionadas con un mayor riesgo de tromboembolismo. Algunos estudios han relacionado un volumen plaquetario medio (MPV) más alto con la gravedad de COVID-19. Esto ha confundido a los investigadores durante algún tiempo. Los estudios han concluido que tanto el aumento del volumen medio de plaquetas (MPV) como la disminución del recuento de plaquetas deberían servir como biomarcadores de la gravedad de la enfermedad de COVID-19. El recuento de plaquetas es el número de plaquetas que circulan por nuestra sangre, mientras que el volumen plaquetario medio (MPV) indica el tamaño de las plaquetas. El MPV también está relacionado con la actividad de las plaquetas. Un MPV más alto se asocia con una mayor reactividad de las plaquetas; las plaquetas más grandes se consideran más reactivas. Mientras que los anticoagulantes como la aspirina y la warfarina pueden reducir el recuento de plaquetas, hacen poco para afectar el tamaño de las plaquetas. (La aspirina sigue siendo más efectiva para reducir el MPV que la warfarina). De hecho, se ha encontrado en un estudio que la warfarina, que se ha utilizado en protocolos de tratamiento para pacientes con COVID-19, reduce el recuento de plaquetas y aumenta el MPV.

Los investigadores también encontraron que las probabilidades de que el volumen medio de plaquetas fuera alto en casos graves de COVID-19 eran casi del 60 %. Dado que el riesgo de coágulos es más alto que el riesgo de sangrado entre los casos graves de COVID-19, podemos suponer que el volumen plaquetario medio alto (MPV) debe distinguirse del bajo recuento de plaquetas como biomarcador del riesgo de mortalidad grave por COVID-19 por insuficiencia respiratoria. El recuento bajo de plaquetas, por otro lado, debería servir como biomarcador para el riesgo de mortalidad grave por COVID-19 por hemorragia gastrointestinal (GI). Esto deja a los médicos teniendo que navegar por una delgada línea entre los dos en casos severos. Esto nos ayudaría a inferir que el tratamiento dirigido a reducir el tamaño y la hiperactividad de las plaquetas debería servir como medio para aliviar la dificultad respiratoria, pero al mismo tiempo aumentar el riesgo de sangrado gastrointestinal. Durante la circulación, las plaquetas reaccionan a diversos estímulos. Un MPV alto con un recuento bajo de plaquetas indica que las plaquetas, aunque sean bajas en número, entran en circulación muy rápidamente y aumentan el riesgo de coágulos de sangre. Se ha demostrado que la vitamina E reduce tanto el recuento de plaquetas como la reactividad plaquetaria.

El sangrado gastrointestinal ocurre en aproximadamente el 2-3% de los casos de ARDS COVID-19. Se asocia de forma independiente con mayor riesgo de mortalidad y estancia hospitalaria prolongada. Sin embargo, pocos estudios de casos han demostrado que la aparición de hemorragia gastrointestinal en pacientes con ARDS estuvo precedida por una mejoría en los síntomas respiratorios. Tengo la hipótesis de que un mayor riesgo de hemorragia gastrointestinal se asocia con un menor riesgo de dificultad respiratoria. Aunque el paciente con ARDS habría sufrido problemas de sangrado gastrointestinal, todavía se puede observar el hecho de que los síntomas respiratorios graves mejoraron justo antes del inicio del sangrado gastrointestinal. En casos graves de COVID-19, hay una línea muy fina entre eliminar el riesgo asociado con la trombosis y aumentar el riesgo asociado con el sangrado gastrointestinal mediante la aplicación de medicamentos anticoagulantes.

En un estudio titulado "Sangrado duodenal en un paciente con síndrome de dificultad respiratoria aguda relacionado con COVID-19", un hombre de 71 años que ingresó en el hospital con insuficiencia respiratoria aguda tuvo una mejoría significativa en los síntomas respiratorios justo cuando desarrolló problemas gastrointestinales y digestivos graves. complicaciones hemorrágicas probablemente por el uso de anticoagulantes y murió de peritonitis, que es un enrojecimiento e inflamación del revestimiento del abdomen. Este es un caso que afirma mi hipótesis en la que una dolencia había aliviado a otra. En su caso, los problemas gastrointestinales/adelgazamiento de la sangre mejoraron sus síntomas respiratorios, pero luego provocaron su muerte. En otro estudio titulado "Un caso inusual de sangrado gastrointestinal en un paciente con COVID-19", los investigadores acreditaron que los altos niveles de INR del paciente con COVID-19 tenían un efecto protector en su respiración. Sufría de toxicidad por warfarina, pero se acreditó que esto era un factor que lo evitaba de las manifestaciones respiratorias más negativas de COVID-19.

También hubo un estudio de caso en Wuhan de alguien que estaba gravemente enfermo con COVID-19, pero murió de sangrado gastrointestinal. "Presentamos a un paciente gravemente enfermo con COVID-19 que progresó rápidamente con ARDS y finalmente murió debido a una HD masiva incluso después de la mejora del estado respiratorio". El nombre del estudio fue "Un paciente grave con enfermedad por coronavirus 2019 con factores predisponentes de alto riesgo murió por sangrado gastrointestinal masivo: reporte de un caso" y es otra afirmación de cómo las dolencias pueden oponerse y combatir otras dolencias.

Sería muy interesante si más datos pueden confirmar una mejora de los síntomas respiratorios antes de la aparición de problemas de sangrado gastrointestinal (GI). En los casos más graves, los médicos pueden mejorar el pronóstico de los pacientes gravemente enfermos con ARDS COVID-19 al llevar los niveles de INR más allá del rango terapéutico. Esto aumentaría los factores de riesgo de sangrado gastrointestinal de un paciente gravemente enfermo con ARDS COVID-19, pero al mismo tiempo aumentaría las probabilidades de aliviar su dificultad respiratoria... si mi hipótesis es correcta. Esta delgada línea en la que surgirían problemas de sangrado gastrointestinal tendría que resolverse con vitamina K o algún tipo de intervención pro-coagulante de manera oportuna para evitar la muerte. El INR mide el tiempo que tarda la sangre en coagularse; un INR más alto significa que la sangre tarda más tiempo en coagularse. Los anticoagulantes tienden a elevar los niveles de INR. Se encontró en varios estudios que un INR más alto está asociado con la gravedad de la enfermedad y la no supervivencia en COVID-19. Sin embargo, es muy posible que la progresión de la enfermedad del SDRA por encima del INR del marcapasos pueda ser la razón de los resultados de mortalidad más altos. Al elevar el INR más allá del rango terapéutico en casos graves de COVID-19, es posible que se pueda reducir el tamaño de las plaquetas o el volumen plaquetario medio (MPV) y, por lo tanto, mejorar los síntomas respiratorios. Esta puede ser la razón por la cual los anticoagulantes como la aspirina y la warfarina no se han asociado con la disminución del MPV; es posible que las dosis no hayan sido lo suficientemente altas. Aunque inhiben la agregación plaquetaria, no se ha encontrado que inhiban completamente la activación plaquetaria en el nivel de dosificación utilizado en las pruebas.

El rango de INR terapéutico es 2.0-3.0. Cuando aún se presenta infarto de miocardio, se aumenta el rango terapéutico a 2,5 -3,5 como protocolo de prevención secundaria con Warfarina. Los estudios han demostrado que ir más allá de 4.0 no muestra ningún beneficio terapéutico, pero aumenta el riesgo de hemorragia. Sin embargo, para los casos más graves de ARDS COVID-19, es posible que se deba aumentar el rango a 4,0 o más para reducir el volumen plaquetario medio y mejorar los síntomas respiratorios. Es posible que aumentar las dosis y el riesgo GI pueda afectar la activación plaquetaria y el tamaño de las plaquetas. El sangrado gastrointestinal se ha asociado con un volumen plaquetario medio más bajo. Por lo tanto, el aumento del riesgo de hemorragia GI también debe estar asociado con la disminución del MPV y la disminución de la reactividad de las plaquetas. Por lo tanto, cuando se trata de nuestra lista de asignación de síntomas físicos, podemos agregar MPV alto y el citomegalovirus al lado 2 y colocar MPV bajo en el lado 1.

Lado uno de la salud	Lado dos de la salud
Respuesta de interferón tipo 1	Formación de anticuerpos
glóbulos blancos altos	Glóbulos blancos bajos
Insulina en sangre alta	Insulina en sangre baja
Cáncer	síntomas de gripe/coronavirus
Problemas gastrointestinales vitamina e	Vitamina A (betacaroteno, azúcar)
Anemia falciforme	Malaria
Ébola-etapa 2	volumen plaquetario medio alto (MPV)
volumen plaquetario medio bajo (VPM)	Citomegalovirus

En última instancia, está claro que la patología del volumen plaquetario medio (MPV) alto crea un dilema importante en el tratamiento de coágulos sanguíneos en pacientes con COVID-19. El uso de medidas anticoagulantes pone al paciente en riesgo de hemorragia y complicaciones gastrointestinales debido al hecho de que un MPV alto en la patogenia de COVID-19 viene con un volumen bajo de plaquetas o una sangre ya diluida, pero estas plaquetas son altamente reactivas, lo que aumenta el riesgo de coágulos también. Por lo tanto, intentar corregir el problema de la coagulación de la sangre mediante el uso de anticoagulantes para reducir la activación de las plaquetas solo exacerba aún más el volumen de plaquetas que ya es bajo, lo que solo eleva aún más el riesgo de hemorragia. La otra solución es identificar a la homocisteína como la culpable de crear este enigma. Al hacer esto, la solución se convierte en encontrar una manera de reducir los niveles de homocisteína. Pero no se debe ignorar el efecto protector de los anticoagulantes de la función respiratoria durante casos graves de COVID-19.

Las propiedades antivirales y anticoagulantes de la vitamina E podrían usarse para elevar los niveles de INR en casos graves de COVID-19 y, al mismo tiempo, podrían reducir los niveles de homocistiene y MPV en pacientes con COVID-19. Pero la vitamina E no debe aplicarse con los medicamentos anticoagulantes actuales como la warfarina, ya que esto podría provocar una coagulopatía incontrolable. La aspirina, sin embargo, puede ser una excepción.

Hay estudios que indican que la vitamina cuando se combina con aspirina mejora la eficacia de la aspirina. La aspirina también es más efectiva que la warfarina para reducir el MPV. suponer que la progresión de la enfermedad del ARDS requeriría una dosis más alta de vitamina E, suficiente para aumentar los factores de riesgo de hemorragia gastrointestinal para que se pueda aliviar la dificultad respiratoria. Elevar ligeramente el rango terapéutico de INR a 4,0 puede ser suficiente como medida temprana más segura. Posteriormente, el paciente tendría que ser tratado con antagonistas de las vitaminas para combatir el riesgo de sangrado gastrointestinal. La vitamina K suele ser el estándar para las terapias pro-coagulación y también se considera un antagonista de las actividades anticoagulantes de la vitamina E.

La vitamina E como un remedio potencial para la dificultad para respirar y los problemas de fatiga en la infección por COVID-19 se probó en Irán en 2020. Los investigadores encontraron que la vitamina C y E brindan solo un beneficio leve e insignificante en pacientes hospitalizados con Covid no grave: "Hospitalizado Los pacientes con COVID-19 no grave se dividieron aleatoriamente en dos grupos: intervención y control. El grupo de intervención recibiría vitamina C oral 1000 mg al día más vitamina E oral 400 UI al día además del régimen de tratamiento estándar nacional (hidroxicloroquina). El grupo de control recibiría el régimen estándar de hidroxicloroquina sola. La prueba se midió durante el período de hospitalización hasta el alta hospitalaria o el ingreso en la UCI. "La respuesta clínica de los pacientes al final del tratamiento (ya sea curación, mejoría o fracaso), la duración de la hospitalización y la tasa de mortalidad se registraron y compararon entre los grupos".

Resultados: "Durante el estudio, tres pacientes en el grupo de intervención (7,89 %) y cinco pacientes en el grupo de control (14,71 %) fracasaron al tratamiento, mientras que todos los demás pacientes tuvieron una mejoría clínica (P = 0,380). La duración de la hospitalización fue menor en el grupo de intervención (7,95 ± 3,18 días) en comparación con el grupo control (8,03 ± 2,83 días); sin embargo, la diferencia no fue estadísticamente significativa (P = 0,821). Además, ningún paciente de ambos grupos murió durante el estudio". Quiero plantear la hipótesis de que la vitamina C puede haber limitado la capacidad de oxigenación de la sangre de la vitamina E y, por lo tanto, reducido el efecto. Dado que la vitamina C es un antagonista natural de la B12, y la B12 es lo que ayuda a producir los glóbulos rojos necesarios para el transporte de oxígeno, supongo que la vitamina C sería algo antagónica a ese mecanismo de oxigenación. Solicitaría que se hiciera de nuevo un estudio similar con vitamina E sola teniendo en cuenta su efecto sobre el nivel de oxígeno en la sangre de los de cada grupo. Esta solicitud se realiza con el propósito de buscar métodos para mejorar la respiración sin el uso de equipos de oxígeno médico, liberando así espacio en los hospitales para otras emergencias. Este también es un intento de ayudar a establecer un protocolo en el hogar para las personas infectadas por COVID-19, pero que dudan acerca de la vacunación. Este estudio encontró que la vitamina E y el ácido lipoico, pero no la vitamina C, mejoran la oxigenación de la sangre

La ivermectina y la hidroxicloroquia se han utilizado con cierto éxito para mejorar los síntomas; sin embargo, estos medicamentos no están fácilmente disponibles a pesar de su eficacia. Los principales medios de comunicación también los desalientan por razones políticas, lo que hace que sea aún más difícil abogar por su uso. El esfuerzo por encontrar continuamente avances para tratar los problemas de dificultad para respirar y fatiga que surgen de COVID-19 ayudaría a reducir la probabilidad de escasez de oxígeno en los hospitales.

Aproximadamente en el momento del comienzo de la pandemia, la vitamina E se ha relacionado con EVALI, el uso de cigarrillos electrónicos o vapeo asociado con lesiones pulmonares, una enfermedad causada por vapear. Varias personas han sido ingresadas en los hospitales con daño pulmonar significativo. Los estudios han relacionado el problema con el acetato de vitamina E. Sin embargo, quiero señalar que existen 2 formas principales de vitamina E. Una es el alfa-tocoferol y la otra es el gamma-tocoferol. El alfa tocoferol se asocia con una mejor función pulmonar, mientras que el gamma-tocoferol se asocia con una función pulmonar más baja.

Un estudio publicado en el Journal of Allergy and Clinical Imunology dirigido por la Profesora de Pediatría de la Facultad de Medicina de la Universidad de Indiana, Joan Cook-Mills, PhD, y Rajesh Kumar MD, investigó los efectos de diferentes formas de vitamina E en el desarrollo pulmonar durante la primera infancia. Descubrieron que ciertas formas de vitamina E tienen diferentes funciones y efectos.

"El grupo analizó muestras de plasma de más de 600 madres embarazadas y sus hijos para medir los niveles de dos formas de vitamina E, denominadas alfa y gamma-tocoferol, y la función pulmonar desde la niñez hasta la mitad de la niñez". Ambas formas de la vitamina se encuentran en diferentes alimentos, desde la leche materna hasta los aceites de cocina. Encontraron efectos opuestos de alfa-tocoferol y gammatocoferol. El alfa-tocoferol se asoció con una mejor función pulmonar, mientras que el gamma-tocoferol se asoció con una función pulmonar más baja.

El gamma-tocoferol se encuentra en los aceites de soja, maíz y canola. También se encuentra en los aceites de vapeo. El estudio antes mencionado podría señalar a la vitamina E como gamma-tocoferol como el componente principal que causa daño pulmonar en aquellos enfermos con EVALI. Este problema de vapeo posiblemente haya reducido la investigación efectiva sobre el efecto de la vitamina E en los síntomas de Covid. La vitamina E que estoy postulando para tener un efecto positivo en los problemas de respiración y fatiga que surgen de Covid es d-alfa tocoferol o dl-alfa tocoferol aislado en forma de cápsula de gel. La cápsula de gel, si se mastica en lugar de tragarla, podría promover una absorción más segura de la vitamina E.

Al usar la información ya formulada, podemos hacer la transición a los ataques cardíacos y su lado de la salud. En 2005, un estudio a nivel nacional encontró que los ataques cardíacos se podían predecir simplemente midiendo el recuento de glóbulos blancos. "Como parte de la Iniciativa de salud de la mujer con apoyo federal, los investigadores de los centros médicos de todo Estados Unidos recopilaron información sobre 72 242 mujeres posmenopáusicas de 50 a 79 años. Todas estaban libres de enfermedades cardíacas y vasculares al comienzo del estudio. Durante seis años de seguimiento, se produjeron 1626 muertes por enfermedades cardíacas, ataques cardíacos y accidentes cerebrovasculares. Las mujeres con más de 6700 millones de glóbulos blancos por litro de sangre tenían más del doble de riesgo de enfermedad cardíaca fatal que las mujeres con 4700 millones de células por litro o menos Se considera que un recuento de 6,7 está en el rango superior de lo normal, por lo que es posible que haya que redefinir lo que es "normal".

De nuestra extrapolación anterior, este estudio indicaría que los ataques cardíacos se ubicarían en el lado uno de la salud, como se muestra en el diagrama, lo que significa que cualquier otro factor en el lado uno aumentaría y promovería las posibilidades de un ataque cardíaco, mientras que los factores en el lado 2 lo disminuiría. En comparación con los ataques cardíacos, que ocurren cuando el flujo de sangre al corazón se restringe lo suficiente como para dañar una parte del músculo cardíaco, el choque cardiogénico ocurre cuando el músculo cardíaco no late lo suficientemente fuerte como para bombear la sangre y el oxígeno adecuados. Dado que ambos implican al corazón, es fácil ubicar el shock cardiogénico y el ataque al corazón en el mismo lado de la salud. Sin embargo, los estudios han demostrado que los factores opuestos a los ataques cardíacos tienden a promover posibles incidentes de paro cardíaco, que es diferente de los ataques cardíacos en que el paro cardíaco es un problema eléctrico en el que el corazón deja de latir repentinamente. La aparición de diabetes tipo 1, que presenta un recuento bajo de glóbulos blancos, también se ha relacionado con un paro cardíaco súbito por shock, según un estudio de 2015 titulado " Factores de riesgo de muerte súbita y paro cardíaco al inicio de la diabetes tipo 1 fulminante". mellitus."

La sepsis, que es una respuesta inmunitaria inapropiada a una infección también relacionada con un recuento bajo de glóbulos blancos, aumenta las posibilidades de un shock cardiogénico. Debido a la diversa naturaleza de los problemas cardíacos, tendré que alinear los problemas cardíacos con la presión arterial en consecuencia para hacer la distinción entre un recuento alto de glóbulos blancos, problemas relacionados con el corazón y un recuento bajo de glóbulos blancos/problemas relacionados con el corazón. Esto se hace para dar sentido al paro cardíaco repentino que se produce con factores hipertensivos y al paro cardíaco súbito que se produce con factores hipotensores. Por el momento, podemos distinguir los ataques cardíacos del shock cardiogénico y el paro cardíaco, y vincular la presión arterial alta/glóbulos blancos altos con los ataques cardíacos, y la presión arterial baja, los glóbulos blancos bajos con el shock cardiogénico y el paro cardíaco. Esto significa que poner nuestro cuerpo en una posición para aumentar nuestras posibilidades de uno debería equivaler a disminuir nuestras posibilidades del otro. Se ha dicho que las estatinas, que se usan para reducir el colesterol y también reducen la presión arterial, reducen el efecto de las vacunas contra la gripe. La razón de esto es que se ha descubierto que el tratamiento de la gripe eleva la presión arterial, lo cual es lo opuesto a lo que hacen las estatinas. En teoría, esto significaría que elevar la presión arterial es un componente clave para combatir la gripe/coronavirus, y no un efecto secundario. Esto se alinearía con nuestro diseño de lado uno/lado dos en la otra página si ponemos la presión arterial alta en un lado de la salud mientras mantenemos la gripe/coronavirus en el otro. También se alinearía con la hipótesis de que cualquier factor de un lado puede contrarrestar un factor del otro. De acuerdo con ese diseño, dado que las estatinas reducen la presión arterial, automáticamente promoverían los síntomas de la gripe/coronavirus porque los síntomas de la gripe/coronavirus y la presión arterial baja estarían del mismo lado de la salud. Un estudio de 2021 titulado "Efecto del uso de estatinas sobre el riesgo de influenza y la efectividad de la vacuna contra la influenza", los investigadores encontraron que "Hubo un riesgo significativamente mayor de influenza entre los usuarios de estatinas, independientemente de la vacunación. Las estatinas pueden aumentar el riesgo de influenza a través de mecanismos inmunomoduladores, o esto puede confundirse con otros factores de riesgo de influenza. Es importante que las personas que toman estatinas se vacunen contra la influenza". Dado que se encontró en el Volumen 17 del American Journal of Hypertension que el recuento de glóbulos blancos aumenta en la hipertensión, la presión arterial alta tendría que ir del mismo lado de la salud. como alto recuento de glóbulos blancos. Por lo tanto, se puede evaluar que ocurriría lo contrario en la hipotensión (presión arterial más baja), lo que colocaría a las estatinas del lado de los síntomas de la gripe/coronavirus. Muchos informaron dolor muscular y debilidad al usar estatinas, que son síntomas de la gripe/coronavirus. Las estatinas se han relacionado con niveles más altos de azúcar en la sangre y un mayor riesgo de diabetes, que están en el mismo lado de la salud que la gripe/coronavirus. También se han relacionado con la depresión, la pérdida de memoria y el suicidio, lo que probablemente pondría esas cualidades del mismo lado de la gripe/coronavirus. Aquí hay una actualización del diseño de salud:

Lado uno de la salud	Lado dos de la salud
Respuesta de interferón tipo 1	Formación de anticuerpos
glóbulos blancos altos	Glóbulos blancos bajos
Insulina en sangre alta	Insulina en sangre baja
Alta presión sanguínea	Presión arterial baja
Cáncer	síntomas de gripe/coronavirus
Problemas gastrointestinales vitamina e	Vitamina A (betacaroteno, azúcar)
Anemia falciforme	Malaria
Ébola-etapa 2	estatinas
volumen plaquetario medio bajo (VPM)	volumen plaquetario medio alto (MPV)
Infarto de miocardio	Citomegalovirus
Felicidad (dopamina alta)	Choque cardiogénico y paro cardíaco
	Depresión (dopamina baja)

Para reiterar, la hipótesis es que cada factor de un lado puede luchar contra cualquier factor del otro. La depresión encaja en el lado dos de la salud debido a que se informa depresión con el uso de estatinas. Esto se alinea con la forma en que la dopamina elimina la depresión y también con la forma en que la dopamina se usa para revertir el shock cardiogénico. Dado que la vitamina D también se asocia con un estado de ánimo elevado, lo que se corresponde con un nivel más alto de dopamina, la vitamina D también estaría en el lado uno. Magnesio, ya que está ligado a presión arterial más baja, iría en el lado dos. El calcio, que se considera un factor de mayor riesgo de ataque cardíaco, estaría en el lado uno. Entonces, si actualizamos el lado uno y el lado dos con lo que acabamos de mencionar, comenzamos a comprender mejor el cuerpo.

Lado uno de la salud	Lado dos de la salud
Respuesta de interferón tipo 1	formación de anticuerpos
glóbulos blancos altos	Glóbulos blancos bajos
Insulina en sangre alta	Insulina en sangre baja
Alta presión sanguínea	Presión arterial baja
Cáncer	síntomas de gripe/coronavirus
Problemas gastrointestinales	Vitamina A (betacaroteno, azúcar)
vitamina e	
Anemia falciforme	Malaria
Ébola-etapa 2	estatinas
volumen plaquetario medio bajo (VPM)	volumen plaquetario medio alto (MPV)
Infarto de miocardio	Citomegalovirus
Felicidad (dopamina alta)	Choque cardiogénico y paro cardíaco
Vitamina D	
Calcio	Depresión (dopamina baja)
	Magnesio

Todo en el lado uno está esencialmente vinculado entre sí y todo en el lado 2 está esencialmente vinculado entre sí. Dado que la vitamina C y el azúcar tienen una estructura similar, y se ha descubierto que la vitamina C reduce el colesterol, la vitamina C estaría en el lado dos de la salud.

Esto se justifica porque la vitamina C como nutriente independiente puede adelantar ligeramente las primeras etapas de la infección por influenza y coronavirus. La vitamina C tiene una estructura molecular muy similar a la glucosa (azúcar) y esto deja la posibilidad de que tanto los niveles altos de vitamina C como los niveles altos de glucosa proporcionen las condiciones ideales para que el COVID-19 ataque el sistema de defensa inmunitario de los pulmones y acceda antes a las células alveolares. unión al receptor ACE2 humano. La investigación ha demostrado que los niveles altos de glucosa permiten que el virus ingrese a las células pulmonares y se replique rápidamente, induciendo una respuesta pulmonar. Esta respuesta es causada por el envío de células inmunes al sitio por parte del sistema inmunitario para combatir la amenaza. Las citocinas se producen como parte de la respuesta. Estas citocinas son responsables de las comunicaciones de célula a célula y, si se producen demasiadas, el resultado es lo que se denomina tormenta de citocinas. Esto puede provocar neumonía e insuficiencia orgánica. Un estudio que involucró el análisis de muestras de sangre extraídas de 119 pacientes con influenza en dos hospitales en Wuhan, China, encontró que aquellos pacientes con niveles más altos de glucosa tenían más probabilidades de sufrir una tormenta de citoquinas. Sus hallazgos afirmaron por qué los pacientes con diabetes tienen más probabilidades de experimentar tormentas de citoquinas y tienen peores resultados con las infecciones por influenza y coronavirus.

Un estudio de caso en la reunión anual de la Endocrine Society (ENDO), del 17 al 20 de marzo, presentó un ejemplo de una lectura falsa de glucosa en sangre alta como resultado de una ingesta alta de vitamina C. El dispositivo Glucometer utilizado para medir la glucosa en sangre no podía distinguir la glucosa de la vitamina C. Esto dio como resultado una lectura falsa de glucosa en sangre alta. Sin embargo, un análisis de sangre mostró que sus niveles de glucosa eran significativamente más bajos. Presumo que lo mismo está sucediendo con la influenza y el coronavirus. Al ingresar al cuerpo, el virus no ve la diferencia entre la vitamina C o la glucosa y se beneficia de la presencia de cualquiera de las dos. La vitamina C y la glucosa tienen la misma estructura molecular y esto también es evidente para el virus. Numerosos estudios han demostrado que la vitamina C no hace nada para prevenir o tratar la gripe o los resfriados. Tengo la hipótesis de que la vitamina C como medida independiente puede exacerbar los síntomas y puede tener un efecto antagonista sobre los nutrientes que podrían subvertir la influenza o los coronavirus. Esta puede ser la razón por la que, aunque la vitamina C es un consenso común como algo que puede combatir los síntomas de la gripe, todavía no evita la cantidad de casos cada año.

Personalmente, encontré que la vitamina C es más beneficiosa para aliviar los problemas de hígado/pérdida de apetito. Descubrí que el óxido de magnesio es más beneficioso para aliviar los problemas de náuseas y vómitos. Descubrí que la vitamina E (dl-alfa tocoferol) es más beneficiosa para aliviar los primeros síntomas de la gripe/resfriado como la fatiga. Descubrí que la glucosa/vitamina C aumenta la susceptibilidad a los síntomas de la gripe/resfriado. Descubrí que la vitamina E aumenta la susceptibilidad a los problemas de náuseas y vómitos. Descubrí que el óxido de magnesio aumenta la susceptibilidad a los problemas de pérdida de apetito. Para los problemas de corazón, colesterol alto y presión arterial alta, descubrí que el óxido de magnesio y la vitamina C combinados son los más beneficiosos.

Algunos nutrientes pueden disminuir el estrés oxidativo en algunos órganos, pero también pueden aumentarlo en otros órganos. Muchas personas han reportado éxito en el uso de la vitamina C para tratar los síntomas de la gripe. En muchos de estos casos, la vitamina C se tomó con otras vitaminas nutritivas como la vitamina D y el zinc, las cuales pueden haber tenido un papel más importante en la reducción de los síntomas iniciales de la gripe que la vitamina C. Es posible que la vitamina C haya inhibido la acción independiente. efectos del zinc y otras vitaminas/minerales utilizados en varios estudios. Tengo la hipótesis de que el componente clave para combatir las manifestaciones tempranas de la gripe o el coronavirus es la regulación positiva de la expresión de la proteína transportadora Glut-1. Esto sucede al reducir los niveles de glucosa en sangre circulante y vitamina C en el cuerpo. Tanto la vitamina C como la glucosa ingresan a las células usando el receptor Glut-1 y mientras tanto la vitamina C como la glucosa permanezcan circulando en el torrente sanguíneo en niveles altos, la expresión de Glut-1 permanecerá regulada a la baja.

Según los estudios, la glucosa en sangre circulante alta (hiperglucemia) y la vitamina C circulante alta pueden regular a la baja la expresión de Glut-1. La glucosa en sangre circulante baja (hipoglucemia) y la vitamina C circulante baja pueden regular al alza la expresión de Glut-1. (La hidroxicloroquina puede ser la mejor para inducir el entorno de glucosa más bajo necesario para la regulación positiva de Glut-1). Se ha descubierto que COVID 19 regula a la baja la expresión de Glut 1.

Los monocitos y los macrófagos son tipos de células inmunitarias enriquecidas en los pulmones de los pacientes con COVID-19. Cuando se infectan con influenza o coronavirus, estas células adaptan su metabolismo y se vuelven altamente glicolíticas. Las células comenzaron a convertir la glucosa en energía a un ritmo elevado. Esto ayuda a facilitar la replicación viral. Por lo tanto, la replicación del virus se vuelve dependiente de la glucosa en sangre circulante y la vitamina C y la correspondiente regulación a la baja de la expresión de Glut-1. Ciertamente es observable que la vitamina C puede ayudar a paliar las secuelas de los mecanismos implicados en la respuesta inmunitaria. Sin duda, puede ayudar al hígado a recuperarse de un tratamiento prolongado contra la influenza o el coronavirus. Pero, en última instancia, debido al vínculo de la vitamina C con el azúcar a través de similitudes en la estructura molecular, se justifica que la vitamina C se coloque en el lado dos de la salud.

Esto nos lleva a la vitamina K que utilizan los hospitales para tratar a pacientes con problemas de sangrado. Dado que la vitamina K es un antagonista de la vitamina E debido al hecho de que la vitamina K es un coagulante de la sangre y la vitamina E es un anticoagulante, la vitamina K iría en el lado dos. La vitamina B12 se ha relacionado con el cáncer de pulmón y es un antagonista natural de la vitamina C. Esto fácilmente justificaría que la vitamina B12 se uniera al lado uno. La vitamina B12 es el nutriente principal para revertir los niveles altos de homocisteína.

Reducir los niveles de homocisteína en pacientes con COVID-19 puede ser la forma más eficiente de reducir el volumen plaquetario medio (MPV) y reducir el riesgo de coágulos sanguíneos. La investigación ha encontrado que tanto los recuentos altos de plaquetas como los niveles altos de homocisteína son marcadores del riesgo de coágulos sanguíneos. Si bien los anticoagulantes ayudan a reducir el recuento de plaquetas, solo se ha descubierto que tienen un efecto mínimo sobre el volumen de plaquetas. Los niveles de homocisteína pueden ser la razón.

La homocisteína es un aminoácido utilizado para fabricar proteínas. Se forma cuando la metionina, otro aminoácido, se descompone en el cuerpo. Todo el mundo tiene algo de homocisteína en la sangre. Sin embargo, cuando los niveles de homocisteína se elevan, puede causar irritación de los vasos sanguíneos. Los niveles elevados de homocisteína muestran un mayor riesgo de endurecimiento de las arterias, ataque cardíaco, accidente cerebrovascular y trombosis venosa. La vacuna de Pfizer, según los CDC, aumenta el riesgo de accidente cerebrovascular isquémico en personas mayores de 65 años. Un estudio chino titulado "La asociación entre la homocisteína y los subtipos de accidente cerebrovascular isquémico en chino" encontró que los pacientes chinos con accidente cerebrovascular isquémico tenían niveles de homocisteína significativamente más altos que los controles. , lo que sugiere que los niveles de homocisteína sérica pueden ser un factor de riesgo de accidente cerebrovascular isquémico en los chinos. Esto ayuda a corroborar la idea de que la reactivación del CMV provoca hiperhomocisteinemia y niveles altos de MPV que aumentan el riesgo de accidente cerebrovascular, coágulos de sangre y otros síntomas neurológicos. Reducir los niveles de homocisteína requiere la regeneración de la metionina a partir de la homocisteína, y este proceso depende de la vitamina B12 (cobalamina). La vitamina B12 esencialmente descompone la homocisteína en metionina y otros aminoácidos que necesita el cuerpo. La vitamina B12 intravenosa durante el curso del tratamiento con COVID-19 puede reducir significativamente el riesgo de coágulos de sangre y resolver el enigma de por qué los pacientes con recuentos bajos de plaquetas todavía tenían coágulos de sangre. Además de reducir los niveles de homocisteína, se ha demostrado en estudios que la vitamina B12 también reduce los niveles de MPV. Esto podría inferir que la homocisteína y el MPV están íntimamente conectados y correlacionados. Personalmente, he encontrado que la vitamina B12, más que los anticoagulantes, es útil para permitirme sentarme durante períodos más largos sin que se me hinche la pierna izquierda. La hinchazón de la pierna izquierda es un síntoma temprano de trombosis venosa profunda. Esto se traduciría en una reducción del riesgo de coágulos de sangre para los pacientes con COVID-19 postrados en cama. La vitamina B12 también ayuda al cuerpo a producir glóbulos rojos, que son necesarios para transportar oxígeno a través del cuerpo.

Esto pone en duda la controversia de la vitamina C. La vitamina C y la B12 tienen una relación antagónica. Por esta razón, supongo que la vitamina C como nutriente independiente podría elevar los niveles de homocisteína en el cuerpo como resultado de su antagonismo con muchos de los procesos de la vitamina B12. Este efecto de la vitamina C podría ser perjudicial. Propongo que la vitamina E y la vitamina B12 combinadas podrían ayudar al proceso de reoxigenación. La vitamina E y B12 también podrían desempeñar un papel en la compensación de los efectos adversos de la vacuna. Se presume que la patogenia del citomagelovirus es hiperhomocisteinemia extrema, lo que resulta en complicaciones graves de coagulación de la sangre y problemas neurológicos.

La vitamina E puede reducir el recuento de plaquetas, mientras que la vitamina B12 puede reducir el volumen de plaquetas. Este estudio titulado "La homocisteína total elevada predice la neumonía intrahospitalaria y los resultados funcionales deficientes en el accidente cerebrovascular isquémico agudo" encontró que "el riesgo de neumonía intrahospitalaria fue significativamente mayor en los pacientes con el nivel más alto de homocisteína en comparación con aquellos con el nivel más bajo de homocistiene".

Los investigadores deben tener en cuenta que el uso prolongado de vitamina E y vitamina B12 puede aumentar el riesgo de cáncer y acelerar el crecimiento del tumor.

Supongo que la única forma de corregir un volumen plaquetario medio alto y un recuento bajo de plaquetas es apuntar y reducir los niveles de homocisteína. Debido a que el MPV alto ya se ubica en el lado dos de la salud, también podemos ubicar los niveles altos de homocisteína en ese lado. La homocisteína es un aminoácido que se usa para fabricar proteínas y se forma cuando la metionina, otro aminoácido, se descompone en el cuerpo. Cuando la homocisteína se eleva, puede causar irritación de los vasos sanguíneos y aumentar el riesgo de endurecimiento de las arterias, ataque cardíaco, accidente cerebrovascular y trombosis venosa.

Este estudio llamado "La homocisteinemia se correlaciona inversamente con el recuento de plaquetas y se correlaciona directamente con los niveles de selectina sE y sP en mujeres homocigóticas para la metilentetrahidrofolato reductasa C677T" encontró que la homocisteinemia, que es niveles muy elevados de homocisteína, se correlaciona inversamente con el recuento de plaquetas. Esto significa que la homocisteína elevada se correlaciona con un recuento de plaquetas más bajo. Un estudio titulado "La homocisteína total elevada se asocia con una mayor activación plaquetaria en el sitio de la lesión microvascular: efectos de la administración de ácido fólico" encontró que los niveles elevados de homocisteína se correlacionaban con un volumen medio de plaquetas más alto. Estos hallazgos inferirían que los niveles elevados de homocisteína desencadenan tanto un recuento bajo de plaquetas como un volumen elevado de plaquetas y, por lo tanto, serían los culpables de la afección conocida como trombosis con trombocitopenia. Este estudio de 2015 titulado "La deficiencia de vitamina B12 y/o folato es una causa de macrotrombocitopenia" infiere que es probable que la deficiencia de vitamina B12 y/o folato sea un factor importante para la "trombocitopenia con plaquetas de tamaño más grande que el normal". El investigador descubrió que los pacientes con B12 en niveles más bajos de lo normal también tenían niveles altos de MPV con trombocitopenia. El estudio también mencionó que los niveles de B12 pueden no siempre indicar el estado de deficiencia y que el nivel de homocisteína total en plasma y el nivel de ácido metilmalónico en suero serían un mejor parámetro para identificar y evaluar la deficiencia de B12. El estudio también señaló que "existe la posibilidad de que estos pacientes hayan adquirido trombocitopenia debido a una patología inmune o de consumo y como la médula ósea habría tratado de regenerar más plaquetas para compensar, las reservas de vitamina B12 han disminuido. En estos pacientes esto ha dado lugar a niveles normales bajos de la vitamina. Sin embargo, clínicamente no hay otra característica en estos pacientes que respalde esta hipótesis". Con esta información, se puede plantear la hipótesis de que la inmunosupresión de las vacunas, el trasplante de órganos y la transfusión de sangre hace que la médula ósea intervenga para tratar de compensar produciendo rápidamente más plaquetas. Las plaquetas también son respondedores críticos a la infección viral. Las plaquetas interactúan con los patógenos virales, lo que conduce a la activación de las plaquetas. Se puede suponer que si se suprimen los mecanismos para la eliminación viral temprana, la médula ósea podría intentar compensar liberando plaquetas nuevas y altamente activas para hacer frente al virus. Tenga en cuenta que estas nuevas plaquetas son más jóvenes y reactivas y, por lo tanto, aumentan el riesgo de coágulos de sangre, independientemente del recuento de plaquetas. Esto es lo que les está pasando a quienes tienen reacciones adversas a la vacuna COVID-19.

Supongo, en base a mi investigación, que tanto el MPV alto como la expresión de GLUT1 regulada a la baja pueden promover la patogénesis de COVID-19. De manera similar a los infectados con COVID-19, también se encontró un nivel alto de MPV y GLUT-1 regulado a la baja en aquellos con diabetes mellitus tipo 2 e hiperglucemia. Esto subraya la investigación que relaciona la COVID-19 con niveles más altos de glucosa en sangre, un VPM más alto y una regulación a la baja de la expresión de la proteína transportadora GLUT1.

Si bien la alteración de estos factores podría subvertir la patogenia de la COVID-19, los investigadores deben ser conscientes de que la reversión del MPV alto y la regulación a la baja de GLUT-1 podrían aumentar los factores de riesgo de cáncer y crecimiento tumoral. A diferencia de COVID-19, los cánceres se han relacionado con un MPV más bajo y una regulación positiva de GLUT-1. Esta oscilación del péndulo puede indicar que a medida que aumentan las enfermedades por influenza y coronavirus, las tasas de cáncer pueden disminuir y viceversa. Espero que los investigadores analicen cómo aumentar el riesgo en un área reduce el riesgo en otra y cómo esa perspectiva debería convertirse en parte de la nomenclatura médica.

Comprender y controlar esta oscilación del péndulo puede ser clave para avanzar en la investigación médica

Ahora, al volver al lado uno y dos de la salud, podemos asignar la homocisteína elevada al lado 2 y la homocisteína baja al lado 1. Dado que la vitamina C mejora la absorción de hierro, el hierro iría al lado dos. Dado que el hierro interrumpe la absorción de zinc, el zinc iría al Lado uno. Aquí hay otra actualización de la cara uno y la cara dos en la página siguiente.

Una nota rápida sobre las tabletas de magnesio. Masticar tabletas de óxido de magnesio (250 mg-500 mg) parece disuadir los síntomas de náuseas relacionados con un ataque inminente de vómitos.

Lado uno de la salud	Lado dos de la salud
Respuesta de interferón tipo 1	formación de anticuerpos
glóbulos blancos altos	Glóbulos blancos bajos
Insulina en sangre alta	Insulina en sangre baja
Alta presión sanguínea	Presión arterial baja
Cáncer	síntomas de gripe/coronavirus
Problemas gastrointestinales	Vitamina A (betacaroteno, azúcar)
vitamina e	
Anemia falciforme	Malaria
Ébola-etapa 2	estatinas
volumen plaquetario medio bajo (VPM)	Ébola-etapa 1
Infarto de miocardio	volumen plaquetario medio alto (MPV)
Felicidad (dopamina alta)	Citomegalovirus
Vitamina D	Choque cardiogénico y paro cardíaco
Calcio	
Vitamina B12	Depresión (dopamina baja)
Zinc	Magnesio
Homocisteína baja	Vitamina C
	Vitamina K
	Planchar
	Homocisteína alta

Más investigación sobre los vínculos entre las vitaminas/minerales y la enfermedad proporcionaría una perspectiva aún más completa con respecto al lado uno y al lado dos de la salud. Si tratamos de fijar el consumo de alcohol y el consumo de cafeína en cualquier lado de la lista, nos encontramos con problemas. En muchos estudios, el consumo de alcohol se ha relacionado con un recuento más bajo de glóbulos blancos. Por otro lado, la cafeína se ha relacionado con un mayor recuento de glóbulos blancos.

El problema es que la cafeína reduce los niveles de calcio en el cuerpo, y el calcio es un partidario del recuento alto de glóbulos blancos, según el lado uno y el lado dos de la salud. Junto con el estudio de que la cafeína aumenta el recuento de glóbulos blancos, la cafeína se convierte tanto en un antagonista como en un partidario de los factores del mismo lado de la lista (en este caso, el calcio y el recuento alto de glóbulos blancos, respectivamente). En contraste y de acuerdo con mi lógica basada en el lado uno/lado dos de la salud, la cafeína en realidad reduciría el recuento de glóbulos blancos, mientras que el alcohol aumentaría el recuento de glóbulos blancos. Para hacer esto cierto y alinearlos con el lado uno y dos de la salud apropiadamente, tenemos que asociar los factores que ocurren DESPUÉS de que estas drogas (alcohol y cafeína) hayan sido usadas y liberadas del cuerpo... como el efecto secundario estándar de los medicamentos reales. Es decir, los síntomas que surgen después de que el alcohol o la cafeína hayan dejado el torrente sanguíneo o estén saliendo del torrente sanguíneo deberían ser el factor decisivo para las implicaciones de su uso. Dado que el calcio se agota a medida que la orina y las heces eliminan la cafeína del cuerpo, la deficiencia de calcio y sus características correspondientes se alinearían con la cafeína. Dado que la deficiencia de calcio apunta a un estado de ánimo bajo, lo que apunta a un nivel bajo de dopamina, la cafeína se correlacionaría con el lado dos de la salud. En un estudio realizado sobre los efectos de la abstinencia de alcohol en el cerebro, los científicos descubrieron que después de la caída de la dopamina durante un breve período de abstinencia después del consumo de alcohol, se produce un fuerte aumento en el exceso de dopamina a medida que se alarga el período de abstinencia. A pesar de que este aumento coincide con una menor receptividad a la dopamina, da como resultado que haya más dopamina en el torrente sanguíneo. Este estado se denomina estado hiperdopaminérgico. El nombre del estudio se titula "Estado hiperdopaminérgico en el alcoholismo".

Se puede suponer que durante este estado hiperdopaminérgico de hiperactividad, el recuento de glóbulos blancos aumentaría considerablemente y también la presión arterial, junto con todos sus factores correlacionados. Este resultado tendría que ser el estándar para definir el efecto del alcohol en el cuerpo para que encaje en el lado apropiado de la salud, que sería el lado uno. En esencia, e hipotéticamente, el alcohol podría combatir los síntomas de la gripe/coronavirus, mientras que la cafeína combatiría los problemas de gastroenteritis/náuseas. En apoyo de la lucha contra el alcohol contra los síntomas de la gripe/coronavirus, el Dr. William Schaffner, presidente de medicina preventiva en el Centro Médico de la Universidad de Vanderbilt, dijo a ABC News en 2018: "El alcohol dilata un poco los vasos sanguíneos y eso facilita que las membranas mucosas para hacer frente a la infección",

Sin embargo, para estar mejor en línea con el lado uno y el lado dos de la salud, tendría que concluir que la constricción de los vasos sanguíneos por parte del alcohol tendría más sentido como mitigador de los síntomas del resfriado. Los descongestionantes, que son un estándar para combatir el resfriado o la gripe/coronavirus, elevan la presión arterial. Entonces, por lo tanto, el alcohol tendría que alinearse con esos factores para cumplir completamente con el lado uno y el lado dos de la salud (la presión arterial alta está en el lado opuesto de la gripe/coronavirus y, por lo tanto, es un antagonista de los síntomas de la gripe/coronavirus) y también predominan los determinantes medicinales. En un estudio francés, los investigadores publicaron en la revista Neurology un artículo que mostraba que los bebedores empedernidos corren un mayor riesgo de sufrir un accidente cerebrovascular de tipo hemorrágico, que es similar a lo que les sucede a las personas que tienen ébola. Esto afirma aún más que el alcohol se coloca en el lado uno de la salud.

Esto abre la puerta a que la cafeína antagonice cosas como la presión arterial alta, el conteo alto de glóbulos blancos y los problemas de gastroenteritis y náuseas. Ha habido estudios que relacionan el café con una presión arterial más baja. Si bien es bien sabido que el café elevaría la presión arterial durante la ingesta, los factores determinantes después de que el cuerpo usa y libera el café... como el resultado real del café... nos permite dar sentido a la disminución de la sangre del café. presión debido a un agotamiento del calcio. Según Webmd, "los bloqueadores de los canales de calcio son medicamentos que se usan para reducir la presión arterial. Funcionan al desacelerar el movimiento del calcio hacia las células del corazón y las paredes de los vasos sanguíneos, lo que facilita el bombeo del corazón y ensancha los vasos sanguíneos. Como Como resultado, el corazón no tiene que trabajar tanto y la presión arterial baja". Esto nos permite tener un sentido perfecto de cómo los estudios encontrarían que el café (el antagonismo de la cafeína con el calcio) reduciría la presión arterial. Más estudios respaldan que el café reduce la presión arterial. "Investigadores del Centro de Investigaciones Clínicas y Preventivas de París, Francia, observaron la presión arterial de casi 200 000 hombres y mujeres entre las edades de 16 y 95 años durante 10 años y registraron su presión arterial, presión del pulso y frecuencia cardíaca. Los hallazgos revelaron que aquellos que evitaron el consumo de café y té en conjunto tenían las tasas más altas de presión arterial, presión del pulso y frecuencia cardíaca. Y aquellos que bebían té con mayor frecuencia tenían los mejores informes de salud. Incluso a los bebedores de café les fue mejor que a los que no lo hicieron. beber café en absoluto". Podemos actualizar nuestro lado uno y lado dos de salud con alcohol y cafeína:

Lado uno de la salud	Lado dos de la salud
Respuesta de interferón tipo 1	Formación de anticuerpos
glóbulos blancos altos	Glóbulos blancos bajos
Insulina en sangre alta	Insulina en sangre baja
Alta presión sanguínea	Presión arterial baja
Cáncer	síntomas de gripe/coronavirus
Problemas gastrointestinales vitamina e	Vitamina A (betacaroteno, azúcar)
Anemia falciforme	Malaria
Ébola-etapa 2	estatinas
volumen plaquetario medio bajo (VPM)	Ébola-etapa 1
Infarto de miocardio	volumen plaquetario medio alto (MPV)
Felicidad (dopamina alta)	Citomegalovirus
Vitamina D	Choque cardiogénico y paro cardíaco
Calcio	
Vitamina B12	Depresión (dopamina baja)
Zinc	Magnesio
Homocisteína baja	Vitamina C
alcohol	Vitamina K
adelgazamiento de sangre	Planchar
	Homocisteína alta
	cafeína
	coágulo de sangre

La quimioterapia, que es un tratamiento utilizado para combatir el cáncer, implica una serie de efectos secundarios como síntomas de gripe/coronavirus, glóbulos blancos bajos, presión arterial baja. Al observar el lado dos de la salud, uno puede notar que muchos de esos efectos secundarios relacionados con la quimioterapia se encuentran en muchos de los componentes del lado dos. La observación de vitaminas también se aplica aquí. Por ejemplo, también se sabe que la quimioterapia aumenta las posibilidades de formación de coágulos de sangre y cuando observamos el lado dos de la salud, podemos ver que la vitamina K, que activa el mecanismo de coagulación de la sangre de nuestro cuerpo, confirma ese diagnóstico. Debido a que el cáncer obviamente estaría en el lado opuesto de la quimioterapia, en el lado uno, la quimioterapia se convierte en un tratamiento potencial para luchar contra todo lo relacionado con el lado uno de la salud... no solo el cáncer, sino también las enfermedades cardíacas, el ébola, la anemia de células falciformes, presión arterial alta, colesterol alto. Tras la investigación, encontramos que los medicamentos de quimioterapia se han utilizado con cierto éxito contra los antes mencionados. Sin embargo, la quimioterapia se ha relacionado con el colesterol alto, lo que no tendría sentido en nuestro diseño de salud si ponemos el colesterol alto en el lado uno. Investigaciones posteriores muestran que esto no se puede resolver simplemente con tener colesterol alto en el lado uno y colesterol bajo en el lado dos de la salud. Esto indica una necesidad de delinear. El colesterol alto en el lado uno de salud tendría que designarse como colesterol HDL alto, mientras que el colesterol bajo en el lado dos tendría que designarse como colesterol HDL bajo. El colesterol HDL es lo que se considera colesterol bueno. El LDL bajo (colesterol malo) tendría que colocarse en el lado uno y el LDL alto en el lado dos. Esto se alinearía con los estudios que colocan el LDL bajo como un riesgo de cáncer y el LDL alto como un síntoma de la quimioterapia. Hacer esto esencialmente vincularía el betacaroteno, la vitamina A, C y K con niveles altos de LDL y triglicéridos. Por confuso que parezca, en realidad explicaría por qué los veganos obtienen altos recuentos de LDL en los análisis de sangre. Así es como se vería nuestro diseño actualizado del lado uno y el lado dos de la salud:

Lado uno de la salud	Lado dos de la salud
Respuesta de interferón tipo 1	Formación de anticuerpos
glóbulos blancos altos	Glóbulos blancos bajos
Insulina en sangre alta	Insulina en sangre baja
Alta presión sanguínea	Presión arterial baja
Cáncer	síntomas de gripe/coronavirus
Problemas gastrointestinales	Vitamina A (betacaroteno, azúcar)
vitamina e	
Anemia falciforme	Malaria
Ébola-etapa 2	estatinas
volumen plaquetario medio bajo (VPM)	Ébola-etapa 1
	volumen plaquetario medio alto (MPV)
Infarto de miocardio	Citomegalovirus
Felicidad (dopamina alta)	Choque cardiogénico y paro cardíaco
Vitamina D	
Calcio	Depresión (dopamina baja)
Vitamina B12	Magnesio
Zinc	Vitamina C
Homocisteína baja	Vitamina K
alcohol	Planchar
adelgazamiento de sangre	Homocisteína alta
Colesterol HDL alto (colesterol bueno)	cafeína
Colesterol LDL bajo (colesterol malo)	coágulo de sangre
	Colesterol HDL bajo (colesterol bueno)
	Colesterol LDL alto (colesterol malo)
	Triglicéridos altos

Así que ahora podemos buscar evidencia de que la quimioterapia es un antagonista del lado uno de la salud y un promotor de factores en su propio lado, el lado dos. Se encontró que el síndrome metabólico, que es una combinación de anomalías bioquímicas asociadas con problemas cardiovasculares, aumentó entre los sobrevivientes de cáncer después del tratamiento con quimioterapia. La fuente de este estudio se titula "Síndrome metabólico inducido por el tratamiento contra el cáncer en sobrevivientes de cáncer infantil" y es de la revista Endocrinology and Metabolism.

Para evitar confusiones, se debe hacer una distinción clara entre un ataque al corazón en el lado uno y los problemas de coágulos de sangre en el lado 2, lo que lleva al ataque al corazón. El ataque al corazón en el lado uno se relaciona con enfermedades cardiovasculares y el lado dos se relaciona con problemas de circulación. La embolia sería una mejor manera de describir un evento cardíaco en el lado dos. Creo que los problemas cardíacos y los coágulos de sangre se usan indistintamente ya que los coágulos de sangre cortan el oxígeno al corazón, lo que provoca ataques cardíacos. Por lo tanto, puede resultar confuso leer terminología médica y descifrar qué se entiende por infarto. Se sabe que los veganos corren el riesgo de sufrir coágulos de sangre y, al mismo tiempo, están protegidos contra las enfermedades cardiovasculares. Eso en sí mismo infiere que los mecanismos de coagulación de la sangre, como los invocados por la vitamina K, en realidad combaten las enfermedades cardiovasculares. Entonces, el síndrome metabólico que surge de la quimioterapia debe relacionarse con los factores de coagulación. De acuerdo con el diseño, High LDL también debe relacionarse con problemas de coagulación y no con enfermedades cardiovasculares. Se están realizando más investigaciones que indican que el colesterol LDL no está realmente relacionado con las enfermedades cardíacas.

Esto posiblemente abre la puerta para plantear también la hipótesis de que el LDL alto puede combatir el cáncer. De hecho, en un estudio de 2012 llamado "El colesterol LDL bajo está relacionado con el riesgo de cáncer" realizado por el Colegio Americano de Cardiología, los investigadores encontraron que el colesterol LDL bajo es un factor de riesgo de cáncer.

Esto se alinea perfectamente con el diseño del lado uno y el lado dos de la salud, ya que el colesterol LDL alto está en el lado opuesto del cáncer. Sin embargo, nos encontramos con problemas con la colocación adecuada de las estatinas. Dado que se sabe que las estatinas reducen el colesterol LDL, no se pueden colocar en el mismo lado que el colesterol LDL alto. Si movemos las estatinas al lado uno de la salud, las convertiría en un partidario del cáncer y el colesterol HDL alto, pero un luchador contra la gripe/coronavirus y la malaria. Aquí estaría el nuevo diseño con estatinas ahora en el lado uno de la salud:

Lado uno de la salud	Lado dos de la salud
Respuesta de interferón tipo 1	Formación de anticuerpos
glóbulos blancos altos	Glóbulos blancos bajos
Insulina en sangre alta	Insulina en sangre baja
Alta presión sanguínea	Presión arterial baja
Cáncer	síntomas de gripe/coronavirus
Problemas gastrointestinales vitamina e	Vitamina A (betacaroteno, azúcar)
Anemia falciforme	Malaria
Ébola-etapa 2	Ébola-etapa 1
volumen plaquetario medio bajo (VPM)	volumen plaquetario medio alto (MPV)
Infarto de miocardio	Citomegalovirus
Felicidad (dopamina alta)	Choque cardiogénico y paro cardíaco
Vitamina D	
Calcio	Depresión (dopamina baja)
Vitamina B12	Magnesio
Zinc	Vitamina C
Homocisteína baja	Vitamina K
Alcohol	Planchar
Adelgazamiento de sangre	Homocisteína alta
Colesterol HDL alto (colesterol bueno)	Cafeína
	coágulo de sangre
Colesterol LDL bajo (colesterol malo)	Colesterol HDL bajo (colesterol bueno)
estatinas	Colesterol LDL alto (colesterol malo)
	Triglicéridos altos

Las estatinas como luchadores contra la depresión todavía plantean un problema, ya que se sabe que las estatinas causan depresión. Debido a que las estatinas, en este esquema, soportarían ataques cardíacos por enfermedades cardíacas, la prevención de ataques cardíacos relacionados con el uso de estatinas debe estar asociada con la formación de coágulos sanguíneos relacionados con embolias. Dado que se ha descubierto que las estatinas reducen el riesgo de coágulos sanguíneos en un estudio de Lancet Hematology titulado "Estatinas y prevención primaria del tromboembolismo venoso: una revisión sistemática y un metanálisis", podemos implicar la hipótesis de que las estatinas solo se relacionan con la lucha contra los ataques cardíacos que surgen de eso, y no de enfermedades del corazón.

El estudio que mostró que el colesterol LDL alto no está relacionado con las enfermedades cardiovasculares respalda la idea de que las estatinas no previenen las enfermedades cardíacas, como se muestra en el lado uno de la salud.

La formación de los aspectos de salud en dos lados permite que la filosofía de la salud dé sentido a factores complejos relacionados con los diferentes tipos de cosas que consumimos y los protocolos de tratamiento que seguimos.

Se realizaron numerosos estudios para ver si la hidroxicloroquina podría considerarse un tratamiento eficaz para el COVID-19. Sin embargo, después de que se informó que varias personas experimentaron efectos secundarios adversos graves, el consenso general, como resultado, se volvió en gran medida pesimista sobre la efectividad de la hidroxicloroquina. La razón por la que consideré la recomendación de un medicamento contra la malaria como un razonamiento sólido se basa en mi investigación para dar sentido a cómo la salud general se divide principalmente en dos lados opuestos. La alineación de síntomas, vitaminas y minerales de un lado puede luchar contra los síntomas, vitaminas y minerales del otro lado. Mi razonamiento infiere que debido a que la vitamina E está designada para el lado uno de la salud, mientras que la gripe está designada para el lado dos, la vitamina E puede ser nominada fácilmente como candidata para el tratamiento de cualquier enfermedad similar a la gripe enfermedad). Debido a que se supone que cualquier cosa del lado uno puede luchar contra cualquier cosa del lado dos, teóricamente, como resultado de eso, cualquier síntoma, vitamina o mineral del lado uno es un competidor para luchar contra cualquier síntoma, vitamina o mineral del lado dos. . A juzgar por la forma en que los componentes (síntoma, vitamina o mineral) de cada lado se asignan con insulina alta en el lado uno frente a la gripe y la malaria en el lado dos. La hidroxicloroquina tiene un efecto secundario de alta insulina/hipoglucemia y se convierte en una sólida propuesta en la lucha contra el COVID-19. Los casos fatales relacionados con el uso de hidroxicloroquina muestran que los efectos adversos reflejan fuertemente los efectos adversos de la hipoglucemia extrema y la sobredosis de insulina, que normalmente terminan en un paro cardíaco. Este no es el caso de todos los tratamientos informados de COVID-19 con hidroxicloroquina. La hidroxicloroquina se ha encontrado efectiva en algunos estudios. El tratamiento con hidroxicloroquina redujo significativamente la tasa de mortalidad en pacientes hospitalizados con COVID-19 y sin efectos secundarios relacionados con el corazón, según un nuevo estudio publicado por Henry Ford Health System.

Lo que hace la hidroxicloroquina es extraer el componente alto de insulina del lado uno y lo usa para luchar contra los componentes del lado dos. Además, no debe suponerse que esto implica que un componente de un lado esté sin problemas si se administra más allá de lo necesario para el tratamiento. Esto está sucediendo con el uso de hidroxicloroquina en algunos casos. Una buena analogía es beber no solo suficiente agua para satisfacer la sed, sino beber demasiado para no solo satisfacer la sed, sino también ir por la borda y al mismo tiempo provocar la intoxicación por agua. En esto, uno puede entender que tal escenario no descarta el agua por completo como un tratamiento efectivo para la sed. La clave para cualquier investigación adicional sobre la hidroxicloroquina sería comprender el nivel inicial de insulina del paciente individual y administrarlo en función de eso para evitar los peligros de la hipoglucemia/síntoma de sobredosis de insulina alta de los efectos adversos de la hidroxicloroquina.

Otro ejemplo que afirma el diseño de salud del lado 1/lado 2 son los resultados prometedores que la vitamina D ha mostrado en la investigación del coronavirus. Los estudios realizados por Michael F. Holick, profesor de fisiología, medicina y medicina molecular y biofísica en la Facultad de Medicina de la Universidad de Boston, encontraron que los pacientes con COVID-19 mayores de 40 años que tenían niveles suficientes de vitamina D tenían un 51 % menos de probabilidades de morir por el virus. También se concluyó que cualquier persona que tuviera niveles suficientes de vitamina D en su sistema tenía un riesgo reducido de contraer el virus en un 54 %. La vitamina D está alineada en el mismo lado de la salud que la insulina alta, que fue el efecto de los protocolos de hidroxicloroquina utilizados para combatir el COVID-19. Esto afirma aún más la perspectiva de 2 lados opuestos de la salud.

El éxito de los anticoagulantes en el tratamiento de COVID 19 también afirma el diseño de salud del lado 1/lado 2. Un estudio observacional realizado por investigadores de Mount Sinai en Nueva York encontró que los pacientes hospitalizados con COVID-19 que tomaron recetas de anticoagulantes tenían un 50 % menos de riesgo de muerte. También revisaron los registros de autopsias de pacientes con COVID-19 en Mount Sinai y encontraron que 11 de 26 pacientes tenían coágulos de sangre en los pulmones, el cerebro y el corazón que no se detectaron en el hospital.

Los científicos del Instituto Politécnico Rensselaer descubrieron la eficacia de los anticoagulantes para neutralizar el coronavirus. Descubrieron que la heparina, un anticoagulante, era eficaz para evitar que el virus infectara las células sanas.

Los estudios sobre los anticoagulantes como tratamiento eficaz justifican la propuesta de la vitamina E, ya que también tiene propiedades anticoagulantes. El adelgazamiento de la sangre se alinea en el mismo lado de la salud que la vitamina D y la insulina alta.

Con Remdesivir, un medicamento antiviral fabricado por la compañía farmacéutica Gilead Sciences, se puede deducir de la información sobre los efectos secundarios de Remdesivir que Remdesivir también está aprovechando el lado 1 de la salud, específicamente de los problemas gastronómicos que se ha establecido como antagonista de la gripe. como enfermedades El efecto secundario más común descubierto en pacientes tratados por COVID-19 con remdesivir fue la náusea. Esto convierte a Remdesivir en una propuesta sólida contra el coronavirus. En un análisis de 600 pacientes, publicado por el Journal of the American Medical Association, el estudio en pacientes moderadamente enfermos con COVID-19 mostró que 11 días después de comenzar el tratamiento, el 65 % de los pacientes con Remdesivir de 10 días, el 70 % de los 5 -pacientes de día y el 60% de los pacientes de atención estándar habían dado de alta del hospital. "Los efectos secundarios que se observaron con más frecuencia en los grupos de remdesivir incluyeron náuseas, niveles bajos de potasio en la sangre y dolor de cabeza".

Los problemas gastrointestinales se alinean en el mismo lado de la salud que los anticoagulantes, la vitamina D y la insulina alta. Esta tesis de la salud general dividida principalmente en dos lados opuestos tiene sentido de cómo la hidroxicloroquina (efecto de insulina alta), la vitamina D, los anticoagulantes y el remdesivir (efecto gastroproblemático) son todos efectivos contra el coronavirus (COVID-19). Esto nos permite continuar construyendo la lista y asignar adecuadamente.

Lado uno de la salud	Lado dos de la salud
Respuesta de interferón tipo 1	Formación de anticuerpos
glóbulos blancos altos	Glóbulos blancos bajos
Insulina en sangre alta	Insulina en sangre baja
Alta presión sanguínea	Presión arterial baja
Cáncer	síntomas de gripe/coronavirus
Problemas gastrointestinales vitamina e	Vitamina A (betacaroteno, azúcar)
Anemia falciforme	Malaria
Ébola-etapa 2	Ébola-etapa 1
Volumen plaquetario medio bajo (MPV)	Volumen plaquetario medio elevado (MPV)
Infarto de miocardio	Citomegalovirus
Felicidad (dopamina alta)	Choque cardiogénico y paro cardíaco
Vitamina D	
Calcio	Depresión (dopamina baja)
Vitamina B12	Magnesio
Zinc	Vitamina C
Homocisteína baja	Vitamina K
Alcohol	Planchar
Adelgazamiento de sangre	Homocisteína alta
Colesterol HDL alto (colesterol bueno)	Cafeína
	Coágulo de sangre
Colesterol LDL bajo (colesterol malo)	Colesterol HDL bajo (colesterol bueno)
estatinas	Colesterol LDL alto (colesterol malo)
Sodio	
Hidroxicloroquina	Triglicéridos altos
remdesivir	Quimioterapia
Enzimas hepáticas elevadas	Potasio
heparina	COVID-19

Ahora vemos que se agregaron a la lista los componentes médicos y de salud antes mencionados que se incluyeron en las posibilidades de tratamiento de COVID-19 durante el año 2020 por varias instituciones de investigación: hidroxicloroquina, remdesivir y heparina.

La ivermectina fue otro medicamento que llamó mucho la atención por su capacidad para reducir la carga viral y ayudar a los pacientes a recuperarse más rápido de la infección por COVID-19. Tres estudios en diferentes países confirmaron este resultado. La ivermectina es un medicamento antiparasitario y los estudios realizados en América

Latina que encontraron que la ivermectina podría inhibir la replicación del SARS-CoV-2 llevaron a varios países latinoamericanos a designar la ivermectina como un método oficial de tratamiento para COVID-19. Un estudio titulado "El efecto del tratamiento temprano con ivermectina sobre la carga viral, los síntomas y la respuesta humoral en pacientes con COVID-19 no grave: un ensayo clínico piloto, doble ciego, controlado con placebo y aleatorizado" probó a los pacientes al principio. Etapas de la infección por COVID-19. Todos informaron síntomas de tos, fatiga, fiebre y dolor de cabeza. El grupo se dividió en dos: un grupo tomó ivermectina dentro de las 72 horas posteriores a la aparición inicial de los síntomas, mientras que el otro grupo sería designado como grupo de control que no tomaba ivermectina. En el día 4 y 7, el grupo que tomó Ivermectina tuvo cargas virales más bajas. Para el día 21, el grupo de ivermectina se había recuperado de la pérdida del olfato más rápido que el grupo de control. En general, según el estudio, hubo "una marcada reducción de la anosmia/hiposmia autoinformada, una reducción de la tos y una tendencia a reducir las cargas virales y los títulos de IgG, lo que justifica la evaluación en ensayos más grandes". Otros dos estudios en Argentina y Bangladesh tuvieron hallazgos similares. El estudio en Argentina titulado "Efecto antiviral de la ivermectina en dosis altas en adultos con COVID-19: un ensayo aleatorizado de prueba de concepto" encontró que la dosis de ivermectina se correlacionó con una mayor tasa de descomposición viral. El estudio de Bangledesh titulado "Ivermectina en combinación con doxiciclina para tratar los síntomas de COVID-19: un ensayo aleatorizado" encontró que "los pacientes con infección leve a moderada por COVID-19 tratados con ivermectina más doxiciclina se recuperaron antes, tenían menos probabilidades de progresar a más enfermedad grave, y tenían más probabilidades de ser COVID-19 negativo por RT-PCR el día 14". Si bien se demostró que la ivermectina tiene resultados positivos para contener las primeras etapas de la COVID-19, otros estudios muestran que la ivermectina no es eficaz para tratar la COVID-19 en etapas posteriores. Todos los datos apuntan a que la ivermectina se asigna al lado uno de la salud. La FDA declaró que los efectos secundarios asociados con el uso de dosis altas de ivermectina son náuseas, vómitos y diarrea, que son componentes gastrointestinales que lo califican como un combatiente de los síntomas de la gripe/coronavirus.

Otros componentes como el recuento elevado de enzimas hepáticas, sodio, potasio y COVID-19 también se agregaron a la lista y se asignaron adecuadamente: recuento elevado de enzimas hepáticas y sodio en el lado uno y potasio y COVID-19 en el lado dos. Tomar una decisión sobre dónde ubicar el sodio y el potasio fue un asunto complicado, pero después de emitir juicios basados en los factores mencionados en los estudios sobre medicamentos para la gripe y su efecto sobre el aumento de la presión arterial junto con los factores descritos en el estudio de los tratamientos con resivir que relacionan a remdesivir con efectos del potasio bajo, resolví colocar sodio en el lado uno con remdesivir como aliado en la lucha contra los componentes del lado dos. Esto relega automáticamente el potasio al lado dos. Dado que se sabe que el potasio reduce la presión arterial general y ayuda a los mecanismos de coagulación de la sangre, se justifica observar al potasio como un aliado de COVID-19 y un miembro del lado dos. La dificultad para tomar esta decisión provino de observar estudios realizados por científicos del Centro de Investigación del Cáncer del Instituto Nacional del Cáncer que encontraron que las células tumorales dependen del potasio para evadir las células T asesinas. "En experimentos con tumores humanos y de ratón, el equipo de Restifo, incluido el investigador de oncología quirúrgica del NCI Robert Eil (ahora en la Universidad de Ciencias y Salud de Oregón), descubrió que el líquido que llena el espacio entre las células tumorales puede contener altos niveles de potasio, un ion que generalmente se concentra dentro de las células". Se descubrió que este líquido extracelular que contenía potasio era inmunosupresor. Esto implicaría que el potasio es un aliado del cáncer y, por lo tanto, contradiría la tesis de que el potasio (lado dos) está en el lado opuesto del cáncer (lado uno). Sin embargo, un estudio realizado por Jansson B. titulado "Potasio, sodio y cáncer: una revisión" afirmó que a medida que el potasio sale de las células y entra el sodio, aumenta la tasa de cáncer. El artículo establece que "Los pacientes con enfermedades hiperpotasémicas (Parkinson, Addison) tienen tasas de cáncer reducidas, y los pacientes con enfermedades hipopotasémicas (alcoholismo, obesidad, estrés) tienen tasas de cáncer aumentadas". Este hallazgo nos ayuda a inferir que el sodio es un agente cancerígeno y contribuye al cáncer y, por lo tanto, se ubica correctamente en el lado uno de las listas presentadas. Tenga en cuenta que la hiperpotasemia es potasio anormalmente elevado, mientras que la hipopotasemia es potasio anormalmente reducido. Para resolver la contradicción entre los estudios, podría inferir que el potasio, como antagonista del agente cancerígeno sodio, es visto por las células T asesinas como un aliado (o como alguien que hace el mismo trabajo), lo que evitaría o retrasaría la respuesta de las células T asesinas. Siempre que el potasio esté presente, siempre intentará antagonizar el sodio, incluso si es expulsado por el aumento de los niveles de sodio en las células y esto en sí mismo es una operación antitumoral del potasio. Las células tumorales humanas contienen significativamente más sodio que potasio. Un estudio de tumores humanos de 10 pacientes de cáncer con cánceres clasificados en tres tipos: queratinizante, de células de transición y carcinoma hipernefroide... y comparado con pacientes que no tienen procesos cancerosos malignos reveló que en los tres tipos de células cancerosas, el promedio intranuclear el contenido de sodio aumentó más de tres veces, mientras que el contenido de potasio disminuyó 32, 16 y 13%, respectivamente. El nombre del estudio es "Proporciones intracelulares de Na+:K+ en células cancerosas humanas según lo revelado por el microanálisis de rayos X de energía dispersiva".

Otro componente que se puede agregar a la lista de manera adecuada es la vitamina B1, también conocida como tiamina. La tiamina es un micronutriente natural que se encuentra en los cereales integrales, la carne y el pescado. En mi investigación y pruebas personales, habiendo experimentado síntomas de estreñimiento y heces fibrosas, descubrí que gran parte de mi alivio de esos síntomas se produjo inmediatamente después de consumir arroz blanco (con café) o crema láctea en polvo (con café). La investigación adicional me permitió deducir tal efecto de un probable antagonista de la tiamina, ya que los productos molidos como el arroz blanco y muchos polvos se han implicado como causas de la deficiencia de tiamina. Cuando el café, un antagonista natural de la tiamina, se combina con una fuente baja en tiamina como resultado de ser procesado a través de un sistema de molienda, se intensifica el alivio del estreñimiento/heces fibrosas. Si bien se entiende que el café por sí solo producirá tal efecto, descubrí que en combinación con productos procesados bajos en tiamina como el arroz blanco, el efecto diurético del café es más pronunciado. Debido a que los síntomas antes mencionados (estreñimiento/heces fibrosas) son similares a los del cáncer de recto, planteo la hipótesis de que los antagonistas de la tiamina pueden combatir los síntomas del cáncer de recto, mientras que la tiamina en sí contribuiría a la enfermedad y, por lo tanto, se asignaría al lado uno del diseño de la lista. .

El proceso de molienda utilizado en el arroz integral para eliminar la cáscara, el salvado y el germen del arroz agota entre el 43 y el 92 % de su vitamina B1. Sin embargo, esta menor cantidad de tiamina en el arroz blanco no explica el agotamiento de la tiamina al consumir arroz blanco. Tiene que haber un mecanismo en el arroz blanco responsable del agotamiento de la tiamina tras el consumo. Después de más investigaciones y de descubrir que tanto el arroz integral como el arroz blanco contienen arsénico, deduje que el contenido de tiamina en el salvado, la cáscara y el germen del arroz integral antagoniza el arsénico, mientras que la eliminación de esos componentes (salvado, cáscara y germen) para procesar el arroz blanco hace que el arsénico anule el contenido de tiamina en el arroz blanco. Básicamente, aunque el contenido de arsénico en el arroz integral es más alto que el contenido en el arroz blanco, el salvado/cáscara/germen del arroz integral contiene suficiente tiamina para mantener suprimido el efecto del arsénico. Esencialmente, hay una mayor proporción de tiamina a arsénico en el arroz integral que en el arroz blanco. El arroz blanco, por el contrario, tendría una proporción más baja de tiamina a arsénico, aunque hay menos tiamina y arsénico en el arroz blanco. Por lo tanto, el arsénico en el arroz blanco es lo suficientemente bajo como para no causar toxicidad pero lo suficientemente alto (en términos de su relación con la tiamina) para provocar una deficiencia de tiamina. La deficiencia de tiamina también se ha relacionado con la malaria, que se encuentra en nuestro lado dos de la salud. The Lancet, una revista de acceso abierto, publicó un artículo en 1999 sobre un estudio realizado en Tailandia que reveló que la deficiencia aguda de tiamina puede simular muchas complicaciones de la malaria (VOLUMEN 353, NÚMERO 9152, P546-549). Esto vincularía la deficiencia de tiamina y el arsénico con la malaria y justificaría aún más la tiamina en el lado uno de la salud. Los antagonistas de la tiamina e incluso el arsénico quedarían relegados al lado dos de la salud. Ahora podemos plantear la hipótesis de que el arsénico, dado que está en el lado dos, puede ayudar a combatir el cáncer, que está en el lado uno. En 2010, investigadores de la Universidad de Stanford descubrieron que el tratamiento de ratones que tenían cierto tipo de tumor cerebral con trióxido de arsénico ralentizaba o detenía el crecimiento del tumor. Philip Beachy, PhD, profesor de biología del desarrollo y profesor Ernest y Amelia Gallo en la Facultad de Medicina, es el autor principal de los nuevos hallazgos sobre el arsénico, publicados en línea en las Actas de la Academia Nacional de Ciencias el 12 de julio. Esto es lo que el diseño del lado uno y del lado dos ahora se ve con el arsénico y la tiamina asignados adecuadamente:

Lado uno de la salud	Lado dos de la salud
Respuesta de interferón tipo 1	Formación de anticuerpos
glóbulos blancos altos	Glóbulos blancos bajos
Insulina en sangre alta	Insulina en sangre baja
Alta presión sanguínea	Presión arterial baja
Cáncer	síntomas de gripe/coronavirus
Problemas gastrointestinales	Vitamina A (betacaroteno, azúcar)
vitamina e	
Anemia falciforme	Malaria
Ébola-etapa 2	Ébola-etapa 1
Volumen plaquetario medio bajo (MPV)	Volumen plaquetario medio elevado (MPV)
Infarto de miocardio	Citomegalovirus
Felicidad (dopamina alta)	Choque cardiogénico y paro cardíaco
Vitamina D	
Calcio	Depresión (dopamina baja)
Vitamina B12	Magnesio
Zinc	Vitamina C
Homocisteína baja	Vitamina K
Alcohol	Planchar
Adelgazamiento de sangre	Homocisteína alta
Colesterol HDL alto (colesterol bueno)	Cafeína
	Coágulo de sangre
Colesterol LDL bajo (colesterol malo)	Colesterol HDL bajo (colesterol bueno)
estatinas	Colesterol LDL alto (colesterol malo)
Sodio	
Hidroxicloroquina	Triglicéridos altos
remdesivir	Quimioterapia
ivermectina	Potasio
Enzimas hepáticas elevadas	COVID-19
heparina	Arsénico
tiamina	

Ahora podemos ampliar más esta lista e incursionar en una amplia gama de otros componentes que están siempre presentes en nuestros procesos vitales. Al observar el diseño y los componentes que comprenden ambos lados, podemos comenzar a conjeturar más fácilmente dónde encajarían otras formas, sustancias, partículas, nutrientes, vitaminas, minerales y síntomas. Por ejemplo, dado que la vitamina D y el cáncer están en el lado uno, podemos suponer que la luz solar misma estaría en el lado uno. Sobre la base de eso, también podemos agregar radiación al lado uno. El efecto secundario de náuseas, hematomas y sangrado que acompaña a la exposición a la radiación afirma su vínculo con los componentes del adelgazamiento de la sangre y el problema gastronómico en el lado uno. La confusión con respecto a esta asignación puede surgir del hecho de que el tratamiento con radiación se ha utilizado para tratar ciertos tipos de cáncer. La radiación funciona al dañar el ADN de las células cancerosas, evitando así que se reproduzcan. Con el tiempo, esto hace que mueran tanto las células cancerosas como las no cancerosas. Este resultado no requiere que se produzca una reactivación de los mecanismos antitumorales dentro del cuerpo, que si fuera el caso (que no se produjera una reactivación de los mecanismos antitumorales), entonces eso solo aumentaría las posibilidades de una recurrencia si algún de las células cancerosas sobreviven a la radioterapia. Con este panorama, la radiación puede colocarse del lado uno como aliada del cáncer.

Tres agentes biológicos que han sido motivo de preocupación son el ántrax, el ébola y la viruela. Anteriormente en el capítulo, hice un análisis de qué lado de la salud podría designarse el ébola. Después de investigar las etapas del ébola, con síntomas iniciales similares a los de la gripe/coronavirus y los síntomas posteriores más relacionados con la gastroenteritis, llegué al consenso de que la etapa posterior de los síntomas del ébola (que están relacionados con la gastroenterología) debería ir en el lado uno. Coincidentemente, el sangrado abundante que ocurre en las últimas etapas del ébola es otra razón por la que encaja en el lado uno; el adelgazamiento de la sangre está en el lado uno. Además, el recuento elevado de glóbulos blancos o la leucocitosis que daña los vasos sanguíneos al perforar constantemente las paredes de los vasos sanguíneos confirma aún más la designación; el conteo alto de glóbulos blancos está en el lado uno. Todo esto permite que las etapas posteriores del ébola (o la etapa 2) se ajusten bien al lado uno. Este curso de progresión de la enfermedad es muy similar a las etapas que ocurren con la inhalación de ántrax. Los síntomas iniciales de la inhalación de ántrax son síntomas similares a los de la gripe/coronavirus. Los síntomas posteriores están relacionados con gastro/sangrado. La gran diferencia entre el ébola y el ántrax por inhalación es el recuento de glóbulos blancos. En el ébola, es común que los pacientes desarrollen leucocitosis, un recuento anormalmente alto de glóbulos blancos. En la inhalación de ántrax, se ha encontrado que los pacientes tienen un recuento de glóbulos blancos más bajo con la gastroenteritis que surge en la etapa posterior. Los estudios han encontrado que una toxina en el ántrax es capaz de paralizar los glóbulos blancos y así evitar que combatan la infección. En términos de nuestra lista, esto complica el proceso de asignación de ántrax. Su inhibición de la coagulación de la sangre y la manifestación de los síntomas gastrointestinales se alinean con los componentes del lado uno. Sin embargo, según nuestra tesis, los problemas mencionados traerían consigo una medida de aumento del recuento de glóbulos blancos (el recuento alto de glóbulos blancos también está en el lado uno), pero ese aparentemente no es el caso con el ántrax por inhalación. Sin embargo, en una entrevista de los CDC (Centros para el Control de Enfermedades) de 2001 con la subdirectora interina del Centro Nacional de Enfermedades Infecciosas de los CDC, la Dra. Julie Gerberding, ella afirma: "Sabemos por los casos que se han revisado hasta ahora, que la mayoría de los pacientes con inhalación el ántrax tenía un recuento alto de glóbulos blancos o indicaciones de inflamación aguda en su recuento de glóbulos blancos y, quizás lo más importante, ninguno de los pacientes tenía un recuento bajo de glóbulos blancos o un aumento en el número de linfocitos". Si este es el caso, el ántrax por inhalación (etapa 2) iría del lado uno con el ébola en etapa 2. Por lo tanto, en ambos casos de inhalación de ébola y ántrax, podemos decir que los glóbulos blancos se paralizan temporalmente en la gripe. etapa de coronavirus, que por lo tanto está causando una subsiguiente avalancha de leucocitos hiperreactivos cuando termina la etapa de gripe/coronavirus... lo que provoca los efectos de síntomas como sangrado y gastroenteritis y, finalmente, insuficiencia respiratoria. Es importante tener en cuenta que la hipotensión se ha documentado en varios casos de ántrax por inhalación. La hipotensión es presión arterial baja y no está en el lado uno donde estaría el ántrax por inhalación (etapa 2). Está en el lado dos. Nuestra tesis inferiría que la hipertensión (presión arterial alta) estaría relacionada con el ántrax por inhalación en el lado uno. La presión arterial alta está en el lado uno. Para resolver esto, tenemos que inferir que la disnea y diaforesis que proviene de la inhalación de ántrax es hipertensivamente inducida (posible hipertensión pulmonar) y la posterior pérdida progresiva de oxígeno es la razón de la hipotensión que se produce cerca de la muerte por inhalación de ántrax. Aquí está la actualización del lado uno y el lado dos de la salud:

Lado uno de la salud
Respuesta de interferón tipo 1
glóbulos blancos altos
Insulina en sangre alta
Alta presión sanguínea
Cáncer
Problemas gastrointestinales
vitamina e
Anemia falciforme
Ébola-etapa 2
Volumen plaquetario medio bajo (MPV)
Infarto de miocardio
Felicidad (dopamina alta)
Vitamina D
Calcio
Vitamina B12
Zinc
Homocisteína baja
Alcohol
Adelgazamiento de sangre
Colesterol HDL alto (colesterol bueno)
Colesterol LDL bajo (colesterol malo)
estatinas
Sodio
Hidroxicloroquina
remdesivir
ivermectina
Enzimas hepáticas elevadas
heparina
tiamina
Radiación
Ántrax por inhalación-etapa 2 (síntomas gastro)
Sol

Lado dos de la salud
Formación de anticuerpos
Glóbulos blancos bajos
Insulina en sangre baja
Presión arterial baja
síntomas de gripe/coronavirus
Vitamina A (betacaroteno, azúcar)
Malaria
Ébola-etapa 1 (síntomas de gripe)
Volumen plaquetario medio elevado (MPV)
Citomegalovirus
Choque cardiogénico y paro cardíaco
Depresión (dopamina baja)
Magnesio
Vitamina C
Vitamina K
Planchar
Homocisteína alta
Cafeína
Coágulo de sangre
Colesterol HDL bajo (colesterol bueno)
Colesterol LDL alto (colesterol malo)
Triglicéridos altos
Quimioterapia
Potasio
COVID-19
Arsénico
Ántrax por inhalación en etapa 1 (gripe síntomas)

Otro agente biológico es la toxina botulínica que provoca el botulismo. Se obtiene de una bacteria llamada Clostridium botulinum. El botulismo opera en el cuerpo al atacar a los neurotransmisores, causando síntomas como daño a los nervios, parálisis y, finalmente, insuficiencia respiratoria y muerte. Otros síntomas son dificultad para hablar, ver y tragar junto con párpados caídos. También hay debilidad muscular que comienza en el tronco y luego se traslada a las extremidades antes de que se presente una parálisis muscular y dificultad para respirar. El síntoma inicial más común es el estreñimiento y el botulismo transmitido por los alimentos: mareos y náuseas. Estos vienen antes de la debilidad muscular posterior y los problemas neurológicos. El botulismo se transmite por aerosol o alimentos. "La toxina botulínica es 15 000 veces más tóxica que el agente nervioso VX y 100 000 veces más tóxica que el sarín", según un estudio realizado por Jan Glarum, Don Birou y Edward CetarukMD titulado Assessment of Likely Mass Casualty Events and Potential Hospital Impact https://doi.org/10.1016/B978-1-85617-701-6.00002-4. Esto subraya la magnitud del peligro relacionado con el posible uso de esta toxina como arma. Al observar el lado uno y el lado dos de la salud para ver dónde encaja el botulismo dentro de ese marco, podemos volver a referirnos a la operación fundamental de este agente biológico que es atacar a los neurotransmisores. Dado que no hay un cambio notable en los signos vitales al contraer el botulismo, podemos deducir que el botulismo tiene un tema de dopamina con un componente neurológico muy fuerte. Los síntomas posteriores del botulismo, como problemas de visión, dificultad para tragar, dificultad para hablar y debilidad muscular, son muy similares a los de la deficiencia de dopamina: diplopía (visión doble), dificultad para comer y tragar, dificultad para hablar y formar palabras, problemas para mantener el cuerpo en una posición erguida, dificultades para Equilibrio al pararse y caminar/movimientos oculares incontrolables. El origen de los síntomas de diplopía en la deficiencia de dopamina proviene de un estudio sobre la enfermedad de Parkinson donde se revela que "la dopamina juega un papel importante en varios procesos relacionados con la visión, como la adaptación a la luz, el control oculomotor, la sensibilidad al contraste, la visión del color, la construcción visuoespacial y memoria de trabajo espacial [4–6]. Por lo tanto, la falta de dopamina puede provocar una variedad de trastornos visuales en pacientes con EP, como la diplopía". Tenga en cuenta que las personas que padecen la enfermedad de Parkinson tienen bajas concentraciones de dopamina en el cerebro. Las similitudes entre los síntomas de la deficiencia de dopamina y el botulismo nos permiten designar el botulismo al lado dos de la salud donde ya se encuentra la dopamina baja. También podemos agregar la enfermedad de Parkinson allí, ya que se corresponde con la dopamina baja. Esto nos permite observar el botulismo como un agente biológico, pero con una tipología de síntomas un tanto contrastante con el ébola o el ántrax. El ébola y el ántrax comienzan como la gripe/coronavirus antes de volverse gastro-relacionados. el botulismo, por el contrario, comienza (en algunos casos) con síntomas gastro-problemáticos antes de ser seguido por deficiencias neurológicas/dopaminérgicas.

La peste (Yersinia Pestis) fue acuñada más famosamente como "Muerte negra" debido a las costras negras que se forman en la piel durante la infección. En el siglo XIV, la enfermedad acabó con un tercio de la población de Europa. Lo contraen principalmente roedores como ratas, ratones, ardillas y conejos. Se transmite a los humanos a través de picaduras de pulgas infectadas de esos roedores, principalmente pulgas de rata. La infección se presenta de diferentes formas: bubónica, septicémica y neumónica. La infección de peste bubónica de los ganglios linfáticos produce principalmente síntomas similares a los de la gripe/coronavirus: fiebre alta, escalofríos, dolores musculares, dolores de cabeza, debilidad extrema e inflamación de los ganglios linfáticos. Los antibióticos en forma oportuna resuelven el 90% de los casos. Sin embargo, cuando no se trata, la bacteria Y. pestis de la peste bubónica eventualmente ingresa al torrente sanguíneo y la persona infectada contrae lo que se llama peste septicémica. Los síntomas de la peste septicémica están relacionados con la gastroenteritis e incluyen náuseas, vómitos, diarrea y dolor abdominal. La persona infectada también desarrolla severos problemas de sangrado, hematomas, sangre en la orina y en la boca, nariz y recto. Los problemas de sangrado son seguidos por graves dificultades respiratorias e incluso la muerte. Con tratamiento oportuno, 75% a 80% de las personas sobreviven. La conexión entre la peste bubónica y la septicémica como la misma infección en diferentes etapas sigue el patrón que vemos tanto en el ébola como en el ántrax, donde una primera etapa presenta síntomas similares a los de la gripe/coronavirus, y una segunda etapa produce síntomas de gastroenteritis/sangrado. En el ébola y el ántrax, la enfermedad similar a la gripe/coronavirus (lado dos) sirve casi como un encendedor para inducir una avalancha de todo lo relacionado con gastro/sangrado y el lado uno de nuestra lista. La diferencia entre la peste, el ébola y el ántrax es que la primera y la segunda etapa de la infección de la peste reciben nombres diferentes: bubónica y septicémica, respectivamente. Esta distinción entre las etapas de una misma infección no se denomina en el ántrax y el ébola. Los aspectos sintomáticos de la peste nos permiten asignar la peste bubónica con enfermedades similares a la gripe/coronavirus al lado dos y la peste septicémica al lado uno con problemas gastrointestinales, ántrax (etapa 2) y ébola (etapa 2). Otra forma de peste es la neumónica, que ocurre cuando la bacteria Y. pestis afecta los pulmones. Los síntomas son similares a los de la gripe/coronavirus y se transmiten a través de la inhalación de gotitas, de humanos o animales infectados, que contienen la bacteria Y. pestis. Esta es la forma más rara, pero puede convertirse fácilmente en un arma como agente de bioterrorismo. La peste pneumónica iría en el lado dos. Aquí están nuestras listas actualizadas con botulismo y peste asignados adecuadamente:

Lado uno de la salud	Lado dos de la salud
Respuesta de interferón tipo 1	Formación de anticuerpos
glóbulos blancos altos	Glóbulos blancos bajos
Insulina en sangre alta	Insulina en sangre baja
Alta presión sanguínea	Presión arterial baja
Cáncer	síntomas de gripe/coronavirus
Problemas gastrointestinales vitamina e	Vitamina A (betacaroteno, azúcar)
Anemia falciforme	Malaria
Ébola-etapa 2	Ébola-etapa 1 (síntomas de gripe)
Volumen plaquetario medio bajo (MPV)	Volumen plaquetario medio elevado (MPV)
Infarto de miocardio	Citomegalovirus
Felicidad (dopamina alta)	Choque cardiogénico y paro cardíaco
Vitamina D	
Calcio	Depresión (dopamina baja)
Vitamina B12	Magnesio
Zinc	Vitamina C
Homocisteína baja	Vitamina K
Alcohol	Planchar
Adelgazamiento de sangre	Homocisteína alta
Colesterol HDL alto (colesterol bueno)	Cafeína
	Coágulo de sangre
Colesterol LDL bajo (colesterol malo)	Colesterol HDL bajo (colesterol bueno)
estatinas	Colesterol LDL alto (colesterol malo)
Sodio	
Hidroxicloroquina	Triglicéridos altos
remdesivir	Quimioterapia
ivermectina	Potasio
Enzimas hepáticas elevadas	COVID-19
heparina	Arsénico
tiamina	Ántrax por inhalación en etapa 1 (gripe síntomas)
Radiación	
Ántrax por inhalación-etapa 2 (síntomas gastro)	
	Botulismo
Sol	enfermedad de Parkinson
peste septicémica	Peste bubónica
	peste neumónica
	nubes

Al observar el sol en el lado uno de la salud, junto con la radiación y La vitamina D, podemos exponerla aún más asignando la absorción de calor al lado uno y la reflexión del calor al lado dos. Además de eso, podemos tener en cuenta el color de la superficie. Dado que las superficies negras absorben calor, podemos agregar superficies negras al lado uno; superficies blancas al lado dos. A partir de ahí podemos rellenar el resto de la cara uno y la cara dos de la salud con todos los elementos de la tabla periódica en función de su color. Negro, azul, rojo oscuro, marrón verdoso, gris y plateado, debido a sus propiedades de absorción de calor como colores más oscuros, pueden ir en el lado uno. Los colores blanco, blanco plateado o amarillo, debido a sus cualidades de reflexión del calor como colores más claros, pueden ir en el lado dos. Las fuentes para el color de los elementos son el Manual de Química y Física de CRC , 88.ª edición, el Manual de Yaws de Propiedades Físicas para Hidrocarburos y Químicos, y la Tabla Periódica de Chemicool

Tenga en cuenta que "Zinc" se ha movido al lado dos para tener en cuenta que "Cobre" se coloca en el lado uno. Los estudios han demostrado que los niveles altos de zinc/bajos de cobre están asociados con recuentos más bajos de glóbulos blancos, leucopenia, neutropenia y anemia. El conteo bajo de glóbulos blancos está en el lado dos. El cobre y el zinc son antagónicos entre sí.

Lado uno de la salud	Lado dos de la salud
Respuesta de interferón tipo 1	Formación de anticuerpos
glóbulos blancos altos	Glóbulos blancos bajos
Insulina en sangre alta	Insulina en sangre baja
Alta presión sanguínea	Presión arterial baja
Cáncer	síntomas de gripe/coronavirus
Problemas gastrointestinales	Vitamina A (betacaroteno, azúcar)
vitamina e	Malaria
Anemia falciforme	Ébola-etapa 1 (síntomas de gripe)
Ébola-etapa 2	Volumen plaquetario medio elevado (MPV)
Volumen plaquetario medio bajo (MPV)	Citomegalovirus
Infarto de miocardio	Choque cardiogénico y paro cardíaco
Felicidad (dopamina alta)	Depresión (dopamina baja)
Vitamina D	Magnesio
Calcio	Vitamina C
Vitamina B12	Vitamina K
Homocisteína baja	Planchar
Alcohol	Homocisteína alta
Adelgazamiento de sangre	Cafeína
Colesterol HDL alto (colesterol bueno)	Coágulo de sangre
Colesterol LDL bajo (colesterol malo)	Colesterol HDL bajo (colesterol bueno)
estatinas	Colesterol LDL alto (colesterol malo)
Sodio	Triglicéridos altos
Hidroxicloroquina	Quimioterapia
remdesivir	Potasio
ivermectina	COVID-19
Enzimas hepáticas elevadas	Arsénico
heparina	Ántrax por inhalación en etapa 1 (gripe síntomas)
tiamina	Botulismo
Radiación	Enfermedad de Parkinson
Ántrax por inhalación-etapa 2 (síntomas gastro)	Peste bubónica
Sol	peste neumónica
peste septicémica	nubes
Superficies negras	superficies blancas
Absorción de calor	Reflejo de calor
Actinio-metal plateado	Aluminio-plateado-metal blanco
Americio-metal plateado	Gas argón incoloro
Antimonio-metal plateado	
Metal gris arsénico gris	

Lado uno... continuación
Astatine-Presuntamente muy oscuro
Gris berilio-acero
Romboédrico negro de boro cristales
Líquido rojo bromo
Calcio-plateado-metal gris
Carbono/grafito-negro suave cristales hexagonales
Fullerene-C70-sólido marrón rojizo
Negro de carbón-polvo negro fino
cerio-metal plateado
Cromo-azul-metal blanco
Metal gris cobalto
Metal rojo cobre
Curio-metal plateado
Disprosio-metal plateado
Erbio-metal plateado
Europio-metal plateado suave
Francium-plata-gris-metálico
Gadolinio-metal plateado
Líquido galio-plateado o cristales ortorrómbicos grises
Metal gris hafnio
Holmio-metal plateado
Placas de yodo-azul-negro
Lantano-metal plateado
Metal gris plateado suave como el plomo
Lutecio-metal plateado
Metal gris duro al manganeso
Líquido plateado con alto contenido de mercurio
Molibdeno-gris-metal negro
Neodimio-metal plateado
Neptunio-metal plateado
Metal gris niobio
Osmio-azul-metal blanco
Gas azul ozono
Gas incoloro de oxígeno

Lado dos... continuación
Cristales cúbicos amarillos suaves de arsénico amarillo
Bario-plateado-metal amarillo
Berkelio-plateado-blanco
Metal blando gris bismuto-blanco
Californium-plateado-blanco
Fullerene-C60-agujas o placas amarillas
Cesio-plateado-metal blanco
Gas cloro-verde-amarillo
Gas amarillo flúor pálido
Cristales cúbicos blancos de color gris germanio.
Metal amarillo dorado suave
Gas incoloro helio
hidrógeno-incoloro
Gas incoloro de criptón
Metal blanco suave al indio
Metal iridio-plateado-blanco
Hierro-metal plateado-blanco o gris
Metal blanco plateado suave al litio
Magnesio-plateado-metal blanco
Gas neón incoloro
Gas nitrógeno incoloro
Metal blanco níquel
Metal paladio-plateado-blanco
Fósforo blanco: el fósforo blanco suele ser de color amarillo pálido.
Plutonio-plata-metal blanco
Metal blanco plateado suave al potasio
Metal blanco radio
Metal rodio-plateado-blanco
Metal rutenio-plateado-blanco
Metal estroncio-plateado-blanco
Cristales ortorrómbicos amarillos de azufre (α-ortorrómbico)
Agujas monoclínicas de azufre(β-monoclínicas)-amarillas
Cristales romboédricos de telurio-gris-blanco
Metal blanco azulado blando con

Lado uno... continuación
Cristales ortorrómbicos negros de fósforo negro
Polvo amorfo de fósforo rojo-rojo-violeta
Metal platino-plata-gris
Polonio-metal plateado
Praseodimio-metal plateado
Prometio-metal plateado
Protactinio-metal plateado
gas radón incoloro
Metal renio-plateado-gris
Rubidio-metal plateado suave
Samario-metal plateado
Escandio-metal plateado
Gris Cristales metálicos gris selenio
Sólido amorfo negro selenio vítreo
Cristales monoclínicos de selenio (A-Monoclinic)-rojo
Cristales de silicio gris o sólido amorfo marrón
Metal plateado plateado
Metal plateado suave al sodio
Metal gris tantalio
Tecnecio-plata-gris
Terbio-metal plateado
tulio-metal plateado
Metal gris titanio
Iterbio-metal plateado Itrio-metal plateado

Lado dos... continuación
Metal blanco grisáceo blando con torio
Estaño-plateado-blanco
Metal tungsteno-gris-blanco
Cristales ortorrómbicos de uranio-plateado-blanco Metal vanadio-gris-blanco
gas radón incoloro
Zirconio-metal gris-blanco

En Clinical Case Reports Journal Volume 8, Issue 9 September 2020 https://doi.org/10.1002/ccr3.2987 Pages 1666-1671, un artículo de investigación publicado en mayo de 2020 titulado Deficiencia de cobre inducida por zinc, anemia sideroblástica y neutropenia : Una faceta desconcertante del exceso de zinc de los investigadores Ahsan Wahab, Kamran Mushtaq, Samuel G. Borak y Naresh Bellam brindaron un análisis de un estudio de caso que involucró a alguien que padecía toxicidad de zinc/deficiencia de cobre. Se observó que el conteo inicial más bajo de glóbulos blancos del paciente se resolvió después de complementar con cobre. Su recuento de glóbulos blancos aumentó a niveles normales después de recibir 2 mg diarios de cobre elemental por vía oral (para contrarrestar el zinc elevado) durante 2 meses.

Cualquier papel que tenga el zinc en la lucha contra las enfermedades similares a la gripe ahora tendrá que estar asociado no con el zinc en sí mismo (ya que ahora se movió del lado uno al lado dos) sino a la homeostasis del cobre que ocurre cuando hay un equilibrio de zinc/cobre presente en el cuerpo.

Otros estudios que relacionan la deficiencia de zinc con ciertos tipos de cáncer ayudan a afirmar esta alteración de la ubicación del zinc en el lado dos como un luchador contra el cáncer.

Se dará cuenta de este nuevo diseño de lado uno/lado dos
(con todos los elementos asignados) que se colocó oxígeno en el lado uno. Esto se hizo debido a la correlación entre la presión arterial baja (lado dos) y el oxígeno bajo. En consecuencia, esto me permitió postular que todos los gases de asfixia como argón, helio, nitrógeno, etc. deberían ir en el lado dos ya que su componente principal es desplazar el oxígeno. Otro punto clave a observar para evitar confusiones es la forma en que muchos de los elementos de radiación se colocan frente a la radiación misma. La mejor manera de entender esta calificación es entender cómo el agua, cuando se calienta, emitirá un calor que afectaría a una persona de manera diferente a como lo haría el agua real si esa agua se dejara sin calentar y también se consumiera. También el concepto de decaimiento radiactivo encaja con la tesis de los lados opuestos de la salud.

La descomposición radiactiva ocurre cuando un núcleo atómico es bombardeado con neutrones, creando así un desequilibrio entre los protones y los neutrones dentro del núcleo. Luego, los neutrones hacen que los átomos se dividan en 2 átomos más pequeños. Los 2 átomos más pequeños posteriormente liberan más neutrones. Esos neutrones golpean los 2 átomos más pequeños, lo que luego hace que cada uno de esos 2 átomos se divida en 2 átomos más pequeños, lo que deja 4 átomos más pequeños en total. Esos 4 átomos más pequeños luego liberan neutrones que golpean a cada uno de esos 4 átomos más pequeños causando que todos esos átomos se dividan en dos. Esta reacción en cadena simplemente continúa y es lo que se llama el proceso de fisión. Este proceso de fisión de desintegración radiactiva en el que los átomos se dividen en átomos más pequeños se puede entender mejor al observar los átomos como elementos en la tabla periódica, donde un elemento con un número atómico más alto se divide en 2 elementos con números atómicos más bajos. Por ejemplo, cuando el uranio 235 es bombardeado por neutrones, absorbe los neutrones y se convierte en uranio-236 antes de dividirse en un átomo de criptón y un átomo de bario, los cuales tienen números atómicos más bajos que el uranio. Este proceso nuclear puede entenderse, según esta tesis, como que el lado uno (donde se encuentran el calor y la radiación) reemplazando al lado dos (donde se encuentran muchos de los elementos radiactivos)... todo por medio del bombardeo de neutrones de un núcleo atómico y la subsiguiente desintegración radiactiva durante el proceso de fisión. Esto nos permite asignar neutrones al lado uno y protones al lado dos. También podemos comenzar a plantear la hipótesis de lo que la captura de protones efectuaría en términos de una reacción a gran escala del lado dos que se apodera del lado uno, algo que probablemente produciría un frío extremo y, por lo tanto, congelaría todo a su paso. Sería una reacción criogénica.

Cuando se trata de plantear la hipótesis del proceso opuesto a la fisión (desintegración radiactiva que genera una tremenda energía térmica), uno puede referirse a los fundamentos de la producción de plutonio. Durante la Segunda Guerra Mundial, en el reactor B en el sitio de producción de plutonio en Hanford, Washington, los científicos bombardearon uranio con neutrones durante varios semanas antes de colocar el uranio extremadamente caliente y sus elementos combustibles en una piscina de agua detrás del núcleo del reactor B para su enfriamiento. Durante ese tiempo, el uranio se descompuso en plutonio y la radiación del resto de los productos de fisión disminuyó. Los productos de fisión son elementos inestables cada vez más pequeños que se producen cuando los átomos se dividen en átomos más pequeños durante el proceso de fisión del uranio que es bombardeado por neutrones. Cuando el uranio se almacenó en agua, el uranio 238 (un isótopo del uranio) absorbió un neutrón y se convirtió en uranio-239. Luego convirtió ese neutrón en un protón. Dado que el número atómico de un elemento es su número de protones, el proceso de un átomo que convierte un neutrón en un protón valida la identificación del átomo como un nuevo elemento. Dado que el uranio era el elemento más pesado en ese momento con el número atómico más alto, se agregaría a la tabla periódica un nuevo elemento que surge de un átomo de uranio que convierte un neutrón en un protón. En este caso, el nuevo elemento se denominó Neptunio. Por lo tanto, el uranio-239 se convirtió en neptunio-239. En

2,5 días, Neptunio-239 convirtió un neutrón en un protón, lo que validó la identificación de un nuevo elemento llamado Plutonio o Plutonio 239 en este caso. Este proceso que tuvo lugar mientras se enfriaban los elementos combustibles de uranio nos permite plantear la hipótesis de que, a diferencia de la descomposición radiactiva que genera calor que tiene lugar en la fisión, un proceso de generación de frío implicaría una reacción en cadena en la que los átomos están constantemente convirtiendo un neutrón en un protón. y así creando nuevos elementos en el proceso--elementos que sólo podrían ser identificados y nombrados a partir del elemento final que surgiría al final de ese proceso. Para rastrear esos nuevos elementos en este caso de enfriamiento extremo, uno tendría que colocar, después del proceso de enfriamiento extremo, esos elementos en un almacenamiento de agua que llevaría esas temperaturas extremadamente bajas a temperaturas normales. Durante un proceso como ese, se produciría una desintegración radiactiva, dejando el agua llena de elementos desconocidos que tendrían que ser identificados y nombrados mediante técnicas de extracción por solventes y espectroscopia.

Una hipótesis sobre cómo una reacción en cadena autosuficiente crearía continuamente nuevos elementos y emitiría una enorme cantidad de enfriamiento podría conjeturarse mediante la comprensión del proceso de radiación beta: el uranio-238 absorbe un neutrón durante la fisión y se convierte en uranio-239, que luego, después 23 minutos (almacenado en agua): la beta se desintegra y convierte un neutrón en un protón y se convierte en neptunio 239, que a su vez después de 2,5 días (almacenado en agua) hace lo mismo y se convierte en plutonio-239. El plutonio-239 tiene una vida media de unos 24.100 años antes de convertirse en americio-239. Sin embargo, tras la absorción de 4 neutrones, el plutonio-239 se convierte en plutonio 243, que tiene una vida media de 5 horas. Si el uranio-239 fuera bombardeado con neutrones durante la fase de almacenamiento de agua, los isótopos se desintegrarían continuamente en beta en nuevos isótopos elementales con vidas medias cortas, emitiendo así más rápidamente una enorme cantidad de enfriamiento. (La hipótesis es que la formación de nuevos elementos provoca el enfriamiento) El uso de agua marcada con Oxígeno-15, que es agua normal, pero con el átomo de oxígeno reemplazado por oxígeno-15 posiblemente podría acelerar la vida media de un isótopo. El oxígeno-15, como isótopo emisor de positrones, crearía un entorno que ayudaría a acelerar el proceso por el cual cada nuevo isótopo finalmente libera un electrón y convierte el neutrón en un protón. La idea detrás de esto es que la presencia de positrones (partículas subatómicas con carga positiva) ejercerá una presión atractiva sobre los electrones del átomo, acelerando así el proceso de su eliminación del átomo, lo que reduciría la vida media del átomo y tiempo de conversión en convertirse en un nuevo átomo. Hipotéticamente, aprovechar esto en una explosión criogénica que podría compensar la liberación masiva de radiación de una bomba nuclear requeriría contener uranio-239 dentro de un aparato de bombardeo de deuterón de un gas nitrógeno que crea oxígeno-15. Esto crearía una reacción en cadena de enfriamiento extremo con el uranio 239 convirtiéndose en neptunio, el neptunio convirtiéndose en plutonio, el plutonio convirtiéndose en americio... etc etc... suponiendo que la solución de oxígeno-15 aceleraría rápidamente la vida media de cada elemento. Tal resultado estaría haciendo uso de la filosofía de que el lado uno y el lado dos de la salud se oponen entre sí, pero a gran escala. Una explosión nuclear se postula como la reacción del lado uno, mientras que una explosión criogénica se postula como la reacción del lado dos para compensarla.

Otra posibilidad para la defensa nuclear es el aislamiento y uso de xenón-135, un producto del proceso de fisión del uranio-235 que tiene lugar en los reactores nucleares. Como absorbente de neutrones que a menudo enfría los reactores nucleares al absorber los neutrones adicionales, el uso de Xenon-135 en la tecnología de defensa láser podría envenenar la reacción nuclear de cualquier misil atómico con el que entre en contacto. A través de la difusión, el gas Xenon-135 podría penetrar en el misil. En teoría, a una temperatura y presión lo suficientemente altas, un rayo láser alimentado por Xenon-135 en contacto con el objetivo (como mínimo, teniendo en cuenta que los rayos láser de alta potencia destruyen los misiles) se difundiría en los componentes externos del objetivo e infectaría los elementos de fisión dentro y, por lo tanto, reducen las posibilidades de que se produzca una reacción de fisión nuclear adecuada cuando el misil finalmente detona.

Capítulo 3: Guerra Subterránea

Sobre la base de esta tesis sobre los 2 lados de la salud, ofrezco una explicación que explicaría aún más cómo debe haber un efecto opuesto o compensatorio para todo. Veremos el efecto opuesto entre el poder aéreo y el poder subterráneo. A lo largo de la historia de la guerra, las estructuras subterráneas se han utilizado contra las fuerzas enemigas con gran éxito. Durante las invasiones árabes en el siglo VII, los monjes descubrieron que podían evadir con éxito a las fuerzas árabes escondiéndose bajo tierra. En la Segunda Guerra Mundial, los japoneses fueron efectivos en la construcción de fortificaciones subterráneas contra el poder aéreo de los EE. UU., al igual que los chinos, que construyeron fortificaciones subterráneas contra el poder aéreo japonés. . Los vietnamitas durante la guerra de Vietnam fueron posiblemente el mejor ejemplo de cuán efectivas son las fortificaciones subterráneas contra una fuerza aérea superior. Muchos de los poderes militares más grandes no han tenido una respuesta formidable para este tipo de defensa, incluso contra pequeños focos de militantes. El conflicto actual en el Medio Oriente (2002-2021 a partir de ahora) se ve empañado por la supervivencia continua de estos grupos militantes insurgentes. Grandes potencias como Rusia y Estados Unidos han llevado a cabo una serie de ataques aéreos contra ellos en los últimos años, pero solo con el éxito suficiente para debilitar la amenaza, no para eliminarla por completo. Israel ha enfrentado numerosos problemas con las operaciones clandestinas de Hamas, el grupo militante que controla la Franja de Gaza. No solo para el contrabando de recursos a Gaza, los túneles utilizados por Hamás les han permitido, en un momento dado, emboscar y secuestrar a soldados israelíes en territorio israelí. Hamás también puede ocultar lugares de fuego balístico con el uso de los túneles, lo que dificulta que Israel los localice y los destruya. Esta metodología clandestina también es la forma en que ISIS continúa lanzando ataques de emboscada contra los soldados del régimen sirio, incluso después de años de ser bombardeado por ataques aéreos estadounidenses y rusos. Las operaciones de Hamás e ISIS y su continua supervivencia en pequeños números está preparando el escenario para un nuevo tipo de guerra: la guerra subterránea. Es obvio que los poderes más grandes no tienen una respuesta real sobre cómo luchar eficazmente contra las fuerzas clandestinas, aparte de plantar explosivos en los puntos de entrada o salida. Sin embargo, esto es en gran medida ineficaz ya que muchas estructuras subterráneas tienen desvíos que conducen a múltiples puntos de entrada y salida, lo que hace que su destrucción sea mucho más complicada. Tampoco ayuda que las secciones que han sido demolidas por explosivos sean fácilmente reparables. Otro problema relacionado con el aspecto de búsqueda y destrucción de la lucha contra este sistema subterráneo es que los soldados a menudo no pueden determinar si los túneles tienen trampas explosivas o no.

Este tipo de guerra ha sido eficaz durante siglos; lo que ISIS y Hamas están haciendo es darlo a conocer. De hecho, la mayoría de las naciones en el Medio Oriente y en todo el mundo ya tienen estas estructuras clandestinas en su lugar y solo se envalentonarán contra las naciones más fuertes cuanto más tiempo un pequeño número de militantes, en términos relativos, puedan sobrevivir simplemente construyendo fortificaciones subterráneas. Israel y EE. UU. están trabajando en tecnología que les permitirá detectar túneles subterráneos y, si tienen éxito, es posible que veamos el fin del prolongado conflicto en el Medio Oriente. De lo contrario, podemos esperar que todos allí busquen la autodeterminación sin tener en cuenta el poder aéreo superior de otro país. La tecnología utilizada para detectar túneles subterráneos implica el uso de detectores sísmicos o de gravedad. Los detectores sísmicos pueden medir las vibraciones a medida que pasan objetos debajo de la superficie de la tierra, y si pueden encontrar una anomalía común que identifique la existencia de un túnel, esos detectores podrían ser efectivos. Sin embargo, aún sería necesario que haya inteligencia que identifique el área general donde puede existir un túnel. Los detectores de gravedad, como los gravímetros, pueden detectar cambios en la fuerza gravitacional de la Tierra en función de la densidad debajo de la superficie. La presencia de un vacío subterráneo reduciría la fuerza de gravedad y, por lo tanto, se mostraría en consecuencia en el gravímetro. Otro método es medir el voltaje de una corriente eléctrica, que se movería a un voltaje más bajo dentro de un vacío. El radar de penetración terrestre (GPR) es otro dispositivo utilizado para detectar túneles. GPR utiliza pulsos de energía de radiofrecuencia para ver bajo tierra. Sin embargo, las distancias detectadas bajo tierra son limitadas, ya que tiene un máximo de alrededor de 50 pies. Los traficantes de drogas y los militantes han excavado túneles hasta 100 pies debajo de la superficie. El uso de destructores de búnkeres (bombarderos aéreos empleados por los EE. UU. contra ISIS) que pueden penetrar cientos de pies tanto de tierra como de concreto, aún se ve cuestionado por la posible extensión de los túneles. Algunos túneles tienen múltiples desvíos que permiten el escape y la reconstrucción de las secciones dañadas. Los traficantes de drogas ahora presentan un riesgo mucho mayor en términos de seguridad nacional, ya que un sistema de túneles es tanto un arma defensiva como ofensiva, independientemente de su uso en actividades de contrabando de drogas. El arresto de dos militantes hutíes en la frontera entre EE. UU. y México en 2021 plantea la cuestión de la vulnerabilidad, ya que se puede postular que la infiltración de militantes radicales en América Latina pone a EE. UU. en riesgo no solo de la implicación de drogas no detectadas que ingresan al país, sino pero también la implicación que rodea la probabilidad de un ataque militante o una emboscada iniciada desde un túnel subterráneo que se origina en México.

Las entradas del túnel construidas por Hamas e ISIS tienen aproximadamente 1 metro de ancho y llegan a una profundidad de 100 pies debajo de la superficie. Los martillos neumáticos se utilizan a menudo para excavar los túneles y los trabajadores recorren entre 2 y 3 metros al día usándolos. Los militantes suelen emplear trabajadores calificados para hacer el trabajo. Estos trabajadores normalmente tienen algún conocimiento de los aspectos geológicos y de ingeniería que intervienen en la construcción de un túnel. Los túneles a menudo se excavan desde el interior de un refugio de la casa, lo que proporciona más sigilo a los operativos. Los militantes de ISIS que han escapado del fuego enemigo, a menudo buscan refugio en las aldeas cercanas y pagan a los residentes para que los ayuden a construir un túnel.

Hay algunos peligros asociados con el proceso de construcción inicial, como derrumbes. Es común que los trabajadores mueran durante la construcción de un túnel. Los derrumbes generalmente resultan de no esperar lo suficiente, después de una tormenta torrencial, para reanudar la construcción del túnel. Como resultado, la erosión del suelo, que a menudo compromete el paisaje, pone a los trabajadores bajo tierra en riesgo de quedar atrapados como resultado del derrumbe. Irónicamente, las bajas han permitido a Hamas improvisar en el proceso de construcción subterránea y obtener una mayor comprensión del mismo. Hamas, a su vez, ha logrado equipar su sistema de túneles con electricidad, paredes y techo de hormigón, y puede realizar comunicaciones. Hamas ha podido introducir hormigón de contrabando en Gaza y lo ha utilizado para fortalecer su sistema de túneles. ISIS, por otro lado, tiene un sistema menos destacado, pero ha aprendido a lo largo de los años cómo sobrevivir a los ataques aéreos directos escondiéndose bajo tierra. Es probable que ISIS construya sus túneles en función de la proximidad de las ubicaciones de los campos de gas. Muchos de los recientes ataques de emboscada de ISIS contra Siria han ocurrido cerca de campos de petróleo y gas. El petróleo y el gas son elementos importantes de la guerra, ya que permiten a los militantes mantener canales eléctricos, logísticos y de comunicación.

Mirando lo que hemos recopilado hasta ahora en términos del lado uno y el lado dos de la salud, podemos comenzar el proceso de ubicar la gravedad en sí. Con elementos como el Sol y el oxígeno en el lado uno y el dióxido de carbono en el lado dos, podemos colocar la gravedad con seguridad en el lado dos. La antigravedad, igualmente, iría del lado uno. También podemos agregar potencia aérea, empuje, propulsión al lado 1, ya que esos son conceptos antigravedad. Este aspecto de hundimiento de la gravedad en relación con un abyecto hacia la tierra afirma su ubicación con el dióxido de carbono en el lado dos, ya que hay más dióxido de carbono bajo tierra que sobre la tierra. También hay menos oxígeno bajo tierra.

Entonces, si observamos el aspecto opuesto relacionado con la superficie y el subsuelo, vemos que cuanto más profundo se sumerge debajo de la superficie, más ineficaces se vuelven todos los componentes de la superficie en lo que respecta a cualquier influencia que pueda tener en los componentes subterráneos. Este aspecto se aplica en ambos sentidos. Para aplicar de manera análoga la idea de que un componente del lado uno o del lado dos puede eventualmente vencer y dominar a los componentes de su lado opuesto, debemos suponer que más de uno u otro supondría una amenaza para su opuesto. Una mayor penetración en la tierra no necesariamente amenaza los componentes o la situación sobre el suelo, o viceversa, una mayor elevación sobre la superficie no necesariamente amenaza los componentes subterráneos.

La mayor amenaza para cualquier estructura subterránea es la lluvia intensa. En la mayoría de los derrumbes de túneles, las fuertes lluvias suelen ser la causa principal. Geológicamente hablando, los efectos de la lluvia a menudo son disuadidos por cosas como el concreto o el mantillo que protege el suelo de los efectos de las fuertes lluvias o el viento. En los derrumbes de túneles, después de que el agua de lluvia golpea el suelo, eventualmente se infiltra en la roca que rodea el túnel, debilitándola a través de la erosión. El agua se mete en las grietas y juntas, lo que finalmente hace que las rocas se abran y se partan. Por el momento, se puede suponer que la precipitación es quizás la mayor amenaza para los túneles subterráneos. Esto en sí mismo es una forma de inteligencia ya que es probable que, debido a esto, los militantes no se refugien ni construyan bajo tierra durante los días de fuertes lluvias. También pueden, como una forma de improvisar, comenzar a construir caminos de túneles directamente debajo de los caminos de superficie formados con concreto, como las calles de la ciudad. Esto disminuiría el efecto de las fuertes lluvias en la estabilidad del túnel. Sin embargo, la falta de tierra cultivable y la prevalencia de sequías prolongadas en el Medio Oriente aún permiten la construcción ininterrumpida de túneles sostenibles allí. Esto nos permite comprender la noción de que las estructuras subterráneas estarían más operativas o pobladas durante las temporadas de sequía en contraposición a las temporadas de precipitación. Es probable que los militantes en el Medio Oriente ya hayan planeado con anticipación los factores climáticos.

El enfoque de este campo de conflicto debe aplicarse con cierta discriminación, ya que deben tenerse en cuenta factores como 'para qué se utilizan los túneles'. Los fines de contrabando no justificarían una operación de búsqueda y destrucción antiterrorista, ya que a menudo se emplea a civiles y, en muchos casos, se los obliga a transportar carga hacia y desde. Si los túneles se utilizan para ambos, entonces es mucho más difícil discriminar en consecuencia. Se han presentado ideas que proponen que los soldados se infiltren a pie en los túneles reales y realicen operaciones desde allí. El desafío de esta idea es que las señales a menudo son más débiles o están desactivadas debajo de la superficie, lo que dificulta mantener buenas comunicaciones. Otro tema es la cuestión de que los soldados cuenten con el oxígeno necesario para realizar misiones subterráneas prolongadas. Debajo de la superficie, los niveles de oxígeno suelen ser más bajos, lo que pone en riesgo a los soldados y pone en peligro la misión. También existe la posibilidad de envenenamiento por monóxido de carbono si los soldados están expuestos a humo denso. Las máscaras de gas y otros equipos de almacenamiento de oxígeno serían ineficaces para proteger al personal contra la acumulación de monóxido de carbono dentro de un espacio cerrado de este tipo. Idealmente, ser capaz de detectar y mostrar túneles en el radar por encima de la superficie lo convierte en una estrategia de contador de túneles más astuta, ya que se requeriría menos personal para ingresar a la fortificación subterránea. Simplemente pueden esperar a que los agentes salgan de la estructura subterránea antes de enfrentarse a la situación. Esto hace que sea más fácil discriminar exactamente quién entra y sale de los túneles.

Si bien la construcción de túneles transfronterizos yihadistas es un problema para la seguridad nacional de Israel, todavía se ubica por debajo del bombardeo de cohetes que Israel enfrenta por parte de los militantes en Gaza. Si bien la Cúpula de Hierro es cada vez más eficaz para contrarrestar los cohetes enemigos, Israel aún se enfrenta a la posibilidad de víctimas civiles y también a las implicaciones geopolíticas de la defensa. La Cúpula de Hierro presenta un enigma desde una perspectiva geopolítica. Hamas sabe que disparar cohetes contra civiles, con esos cohetes interceptados por la defensa de la Cúpula de Hierro, permite una mayor justificación más adelante si Israel toma represalias y mata inadvertidamente a civiles palestinos en el proceso. El éxito de la Cúpula de Hierro a menudo hace que la comunidad internacional ignore el hecho de que los militantes en Gaza están disparando los cohetes finalmente interceptados contra los civiles. En este caso, Israel debería recibir crédito por no permitir que los cohetes enemigos mataran a civiles israelíes, negando así una perspectiva que convenientemente permitiría a Israel obtener más apoyo internacional en defensa contra los militantes en Gaza. Los militantes en Gaza son sabios al reconocer la necesidad de la simpatía internacional y su estrategia calculada ha generado la ayuda necesaria para aumentar sus reservas y el apoyo internacional necesario para justificar sus ataques con cohetes contra civiles israelíes. Los aspectos geopolíticos se dirigen en la dirección de que Israel tenga que cancelar cualquier incursión en el territorio de Gaza, mientras que al mismo tiempo tiene la carga de defenderse de los ataques con cohetes, y esos ataques terroristas no tienen ninguna implicación en la perspectiva internacional de agresión militante contra Israel. . Bajo este paradigma, el terrorismo real es cuando los terroristas tienen éxito. Cuando se frustran, el intento de terrorismo no tiene nada que ver con el perpetrador. Este factor ejerce más presión sobre la aplicación de la precisión y la tecnología necesaria para aplicarla, ya que Israel no buscará justificación al permitir que los israelíes mueran con cohetes. Permitir ataques contra el propio territorio y la población civil fue una táctica comúnmente utilizada por las fuerzas armadas a lo largo de la historia.

La capacidad de trazar en el radar la ubicación de todas las estructuras subterráneas dentro de un área determinada es el escenario ideal con respecto a las nuevas tecnologías. Esto permitiría que el personal discrimine de manera óptima quién entra y sale de las estructuras. También les permitiría planificar con anticipación un enfoque efectivo para neutralizar cualquier peligro que rodee la intención operativa dentro de los túneles. Este aspecto neutralizador puede servir como un enfoque más ideal ya que la existencia de los túneles puede ser una ventaja en el futuro y simplemente mantener los túneles bajo observación, en lugar de destruirlos, puede brindar una medida de defensa adicional en un evento desfavorable. Los túneles también se pueden reforzar y mantener para su uso posterior o como estudio geológico, ahorrando tiempo y dinero.

Las estructuras superficiales anteriores brindan cierta protección a los túneles subterráneos. El hormigón y el asfalto reducen los efectos de las fuertes lluvias en el suelo y evitan la posibilidad de erosión de las rocas debajo de la superficie, que normalmente es un factor que provoca el colapso de muchas estructuras subterráneas. Esto hace que el concreto sea el área de interés número uno para localizar la existencia de un túnel subterráneo. Si los trabajadores están temiendo los efectos de la precipitación, entonces es probable que hayan improvisado al enrutar túneles para seguir una alineación con la superficie de concreto anterior. Si ese no es el caso, entonces habrían improvisado para construir o habitar túneles solo durante las estaciones secas y reducir las operaciones allí durante las estaciones húmedas. Los militantes de Gaza fortifican sus túneles con alrededores de concreto, sin embargo, debido a la fluencia (que le sucede al concreto bajo una carga sostenida), el concreto puede colapsar fácilmente bajo tierra. La infiltración pesada del suelo y la lluvia en las rocas subterráneas hace que las rocas se rompan, perdiendo su capacidad de soportar el suelo circundante. El suelo húmedo más pesado luego ejerce más presión sobre los túneles subterráneos, lo que finalmente hace que se derrumben.

En comparación con otros lugares, el Medio Oriente presenta menos riesgo de colapso de túneles, debido a la prevalencia de sequías. La construcción de túneles subterráneos sería mucho más peligrosa en climas tropicales donde llueve con regularidad, lo que hace que la construcción de túneles subterráneos alineados con el hormigón de la superficie sea mucho más imperativa. Una buena contingencia para áreas urbanas sería el uso de varillas que penetran profundamente en el suelo en diferentes intervalos en una ciudad a través de superficies de concreto o asfalto, lo que permite una posible detección si los excavadores toman en consideración la ubicación de las superficies de concreto mientras construyen un túnel. Las carreteras pavimentadas en áreas urbanas brindan un aspecto de seguridad para los excavadores de túneles y un riesgo para la seguridad de las ciudades, en caso de que los militantes apliquen este tipo de guerra.

Al hacer referencia a los lados 1 y 2 de la salud en relación con el poder aéreo y las fortificaciones de túneles, podemos reflexionar sobre los aspectos antigravedad de propulsión y empuje del lado 1 como antagonistas directos de la construcción subterránea a favor de la gravedad en el lado 2. En propulsión y empuje, la presión se aplica a la superficie antes de que rompa la fuerza de la gravedad. Esta presión se puede aplicar al lado 2 ya que va con la fuerza gravitacional. Los efectos posteriores deberían definir el empuje y la propulsión en el lado 1, ya que la gravedad se antagoniza con la sustentación. Vemos en los derrumbes de túneles cómo la presión del suelo pesado y húmedo y la degradación de las rocas circundantes tiene un efecto primario. Es análogo a cómo los síntomas que surgen de los componentes del lado 2 empeoran con la adición de otro componente del lado 2, o viceversa, los síntomas asociados con el lado 1 empeoran con la adición de otros componentes del lado 1. Vemos en este caso, que la destrucción contra el componente subterráneo significa la aplicación de un componente similar desencadenando un efecto tóxico. Sin embargo, el vacío en un túnel se puede aplicar al lado uno, ya que contiene aire, y la presión gravitacional que lo rodea, como componente del lado 2, puede servir como antagonista directo. Si alineamos nuestra lista, debería verse así.

Lado 1 de la salud	Lado 2 de la salud
Poder aéreo	Estructura subterránea
Efecto ascendente de la propulsión	Presión hacia abajo de propulsión
Empuje	Presión hacia abajo de empuje
Anti gravedad	Gravedad
volador	excavación
vacío en un túnel	suelo circundante

Se puede deducir que excavar un túnel debajo de la superficie terrestre es en realidad la aplicación de un componente del lado 1 contra el lado 2, ya que el vacío creado trae oxígeno desde arriba de la superficie. La propia construcción del túnel se convierte en el resultado de una acción contra las fuerzas gravitatorias, especialmente cuando se excava en horizontal. Esto requeriría que ciertas partes del proceso de excavación estuvieran en el lado 1. Cuanto mayor sea el vacío, más contribuirá al componente del lado 1 del oxígeno sobre la superficie. En consecuencia, el efecto gravitatorio del suelo hueco es mucho menor que el del suelo muy denso. La densidad de la Tierra antagoniza las intenciones antigravedad. La ubicación de alguien en un vacío subterráneo está en una posición de antagonismo a la propia gravedad, por lo que cuando el suelo se vuelve más denso, aumenta la carga sobre el túnel subterráneo, poniéndolo en riesgo. Con esto, podemos colocar el vacío dentro de un túnel en el lado 1 y el suelo circundante en el lado 2. El antagonismo al poder aéreo no es el túnel, sino el suelo subterráneo que rodea el túnel. Por lo tanto, podemos suponer que el objeto aéreo tendría que lidiar con un mayor grado de atracción gravitatoria cuando se coloca sobre una parte más densa de la tierra. Son muchos los mitos y leyendas que hablan de aviones que desaparecen cuando navegan por determinados lugares de la tierra. Incluso en este sentido, se puede suponer que la aeronave pudo haber encontrado un terreno extremadamente denso o, en otro aspecto, un terreno extremadamente hueco que podría haber propulsado la aeronave hacia el espacio exterior. Por supuesto, ese ejemplo es solo una conjetura en un escenario extremo.

La implicación de búsqueda y destrucción, sin la debida discriminación, podría socavar cualquier beneficio de seguridad incurrido. La propuesta de búsqueda, entrada y neutralización se convierte en un enfoque muy plausible cuando se toman en cuenta cuestiones geopolíticas. No se puede subestimar la importancia de la discriminación en este tipo de guerra. De hecho, el uso a menudo indiscriminado de drones por parte de EE. UU. en lugares como África y Medio Oriente ha dado lugar a agresiones militantes y ha fomentado una urgencia internacional por tácticas justas y mayor precisión. Dado que la mayoría de la construcción de túneles se inicia desde el interior de un edificio como una forma de evitar la detección, el aparato de seguridad en el lugar puede comenzar a hacer esfuerzos para instalar sensores sísmicos, que detectan la vibración del suelo de la tierra. Estos se pueden instalar en varios lugares de forma similar a como se instalan los semáforos en las zonas urbanas. Esto funciona tanto a nivel extranjero como nacional. El efecto de vibración de la perforación puede ser detectado por un sensor cercano, alertando a las autoridades de la posible construcción de un túnel en el área. Este enfoque intenta ubicar el proceso inicial de construcción del túnel, que puede ser más factible que tratar de ubicar túneles ya construidos. Dado que normalmente se utilizan martillos neumáticos para construirlos, con la tecnología actual se logra fácilmente detectar las vibraciones del suelo subsiguientes mientras se afina en el sitio de perforación real. Sin este aspecto acomodado en un programa de este tipo, quedaría un gran vacío si la tecnología intentara arriesgar tiempo y dinero en innovaciones que pueden tardar un tiempo en desarrollarse. El tiempo adicional allí brindaría la oportunidad para la construcción de más fortificaciones subterráneas, una perspectiva desfavorable desde una perspectiva de seguridad nacional. Centrarse primero en detectar las vibraciones del suelo desde el proceso de perforación inicial puede evitar la proliferación de redes subterráneas. Hay un aspecto de contención en esta estrategia que debe ser considerado, incluso si los militantes simplemente pudieran evitarlo construyendo túneles desde dentro de un túnel. Este argumento está respaldado por el hecho de que la existencia de túneles en tiempo presente aún no ha alcanzado un punto de inflexión. El aparato de seguridad tiene tiempo suficiente para iniciar el proceso de prevención, en contraposición a la eliminación de las estructuras de túneles existentes. La idea es que emplear el uso de sensores sísmicos en varios lugares para detectar las vibraciones del suelo a partir de la perforación de pozos es mucho más fácil que tratar de desarrollar tecnología que detecte y ubique túneles que ya están operativos. Si bien las barreras de sonido teóricamente podrían reducir el efecto de ruido de la perforación, no pueden disuadir el aspecto de vibración que surgiría de ella. Se debe suponer que la señal de vibración del suelo detectada por el uso de martillos neumáticos se puede mostrar en un dispositivo situado dentro de una cierta proximidad. Instalar este tipo de tecnología requiere pensar en el futuro junto con la aplicación antes del hecho.

Una tecnología que posiblemente podría ayudar a detectar túneles operativos serían los sensores acústicos, suponiendo que el túnel esté completamente operativo y no se apliquen más perforaciones para su desarrollo. Los pasos serían el único ruido que podría delatar su ubicación. Sin embargo, para que esto se desarrolle, uno tendría que emprender su propia construcción de túneles y desarrollar algoritmos que tengan en cuenta los ruidos de pasos a varias profundidades debajo de la superficie junto con su posición en relación con el sensor. El proyecto involucraría la construcción de múltiples túneles a varias profundidades con los sensores colocados a varias profundidades y distancias de los pasos. Cada sensor detectaría el ruido de los pasos en cada profundidad y distancia. Luego, se pueden desarrollar algoritmos que identifiquen el ruido de los pasos y, en consecuencia, tengan en cuenta la distancia/posición desde el sensor. Esto ayudaría en el aspecto de discriminación de ruido de detección precisa y permitiría ubicar la posición exacta del túnel. Se debe formular una métrica de distancia para su aplicación en tiempo real. Si se alertan varios sensores, entonces el algoritmo o la métrica de distancia deberían permitirle rastrear la ruta del túnel.

Si bien existen desafíos en el uso de sensores acústicos para detectar el ruido de pasos entre otros ruidos dentro de un entorno determinado, el uso de sensores acústicos subterráneos facilitaría el proceso de discriminación, suponiendo que haya menos ruido de fondo subterráneo. Es posible que esta tecnología se pueda usar junto con sensores sísmicos.

La ruptura de la estructura de un túnel por parte del personal plantea riesgos significativos para la salud. Una es la posibilidad de colapso del túnel bajo carga sostenida. Mitigar las posibilidades de estar en el túnel durante un colapso sería vigilar de cerca los factores climáticos como la precipitación, que es la causa principal de los colapsos del túnel. Hacer un punto para evitar la excursión del túnel durante las épocas de fuertes lluvias aumenta la probabilidad de supervivencia y reduce el riesgo de colapso mientras se está presente en el túnel. Otro problema es la posibilidad de envenenamiento por monóxido de carbono si se produce un incendio en el túnel. Las máscaras protectoras no protegen contra el humo. La inhalación de vapor de etanol podría brindar cierta protección contra la exposición al monóxido de carbono. En un estudio con ratas, se descubrió que la intoxicación con etanol tiene un efecto protector contra el envenenamiento por monóxido de carbono. Esta idea se puede aplicar bajo tierra si el etanol, que es un agente inflamable, se sella de forma segura lejos de cualquier contacto con el fuego. Se recomienda que los materiales inflamables se almacenen en áreas donde haya una fuerte ventilación. Las estructuras subterráneas, sin embargo, suelen carecer de este aspecto. La única solución es que los agentes entren en túneles subterráneos con alcohol en su sistema. El inconveniente de esto es que el alcohol contribuiría a reducir el juicio y el tiempo de reacción en caso de una emergencia grave. Este no es el estado ideal para estar durante una misión riesgosa, pero es la única manera de hacer uso seguro del efecto protector del alcohol contra el monóxido de carbono en un espacio cerrado mal ventilado. Esto también ofrece la idea de que puede ser necesaria una compensación: renunciar a un poco de tiempo de reacción y juicio a cambio de más tiempo en los túneles. Ciertamente, durante el proceso de ruptura, los vapores de etanol podrían aplicarse a los aparatos de respiración. La importancia de una solución alternativa está mediada por el hecho de que el personal podría permanecer bajo tierra mucho más tiempo. Si volvemos al lado 1 y 2 de la salud, ya vemos que el oxígeno y el alcohol se colocan en el mismo lado, afirmando el alcohol como propulsor del oxígeno y antagonista de los elementos anti-oxígeno. Entonces tiene sentido por qué el etanol, que es el ingrediente principal del alcohol, brindaría protección contra el envenenamiento por monóxido de carbono. En consecuencia, podría haber otros factores en el lado 1 que pueden proteger a una persona en entornos con poco oxígeno.

Otro desafío que enfrentan las operaciones subterráneas es la adecuación del equipo de comunicaciones. Las señales a menudo se pierden en lugares muy profundos debajo de la superficie de la tierra. Las gruesas capas de tierra incrustadas entre el túnel y la superficie son el factor principal en el bloqueo de la señal. Las señales de radio tienen dificultad para penetrar esas capas gruesas, que obstruyen las comunicaciones necesarias. En entornos urbanos, las señales de radio encuentran obstrucciones similares en áreas donde el receptor está ubicado detrás o encima de capas gruesas o múltiples de concreto. En los rascacielos, se deben instalar repetidores de radio para que las comunicaciones lleguen al personal ubicado en plataformas más altas. El fortalecimiento de la señal es un elemento clave en las comunicaciones de los túneles; sin embargo, el personal podría encontrarse con estructuras subterráneas donde estos fortalecedores de señal no estarán disponibles.

El sonido viaja a través del aire, el agua y muchas estructuras sólidas. Cuando una persona habla en un walkie-talke, ese sonido se convierte en ondas de radio o señal y se transmite con la antena. Un walkie-talkie que usa el mismo canal puede recibir esa transmisión con su antena y decodificar el sonido de la señal. En situaciones subterráneas, la señal transmitida a menudo es bloqueada por la gruesa barrera de tierra entre el túnel y la superficie. Una solución creativa sería encontrar una forma de convertir el sonido en graves o vibraciones antes de que se convierta en una señal de radio y se transmita a través de una antena. La hipótesis aquí es que el poder de penetración de la señal está directamente relacionado con el poder de penetración del sonido. Un ejemplo sería cómo el bajo de la música o la voz aún se puede escuchar detrás de una barrera gruesa, incluso cuando ya no se puede escuchar el sonido de la voz o la música. Tendría que haber una correlación en la que, dado que el receptor no podría detectar la parte de sonido convertida transmitida de la señal, la parte de graves convertida sí podría. Así como hay un punto donde el sonido no se puede escuchar más allá de una cierta cantidad de espesor de una barrera, correspondientemente debe haber un punto donde la señal de radio no se puede recibir más allá de una cierta cantidad de espesor de una barrera. Cuando se aplica el bajo al sonido, el sonido mismo es descifrable más allá de la barrera de bloqueo del sonido a través de la vibración causada por el bajo. Se puede suponer que esta vibración de bajo convertida en señal de radio permitiría una transmisión que le permitiría al receptor captar la señal de la vibración de bajo más allá del límite de la señal de un sonido de voz normal, tal como lo permitía el bajo mismo. el sonido para ser descifrado más allá del límite de donde el sonido podría penetrar.

Varias personas han informado de resultados positivos al usar antenas planas en su sótano, un área de los edificios donde la recepción es un problema para una serie de dispositivos. Con base en esta información, se puede suponer que el montaje de antenas cada vez más delgadas en los dispositivos de comunicación podría tener un efecto positivo en la detección de señales de los túneles subterráneos. El montaje de antenas en un tubo de PVC es un método típico que se utiliza para aumentar la recepción de la señal. La incorporación de estos factores en los dispositivos de comunicación de los túneles podría proporcionar cierto progreso hacia posibles avances.

En la actualidad, Oriente Medio es quizás el mayor ejemplo de la eficacia de los túneles contra las defensas urbanas. A partir de fines de 2013, ISIS pudo asediar y ocupar grandes extensiones de territorio en Irak y Siria antes de la eventual intervención de EE. UU. en Irak en 2014 y la intervención rusa en Siria en 2015. Incluso después de numerosos bombardeos aéreos de las Fuerzas Aéreas de EE. y Siria respectivamente, ISIS todavía ha logrado sobrevivir con el uso de túneles, incluso lanzando emboscadas exitosas contra las fuerzas del régimen sirio, en medio de su número cada vez menor, prolongando así el conflicto y provocando la urgencia de una mayor disciplina en el campo de batalla. Muchas de las fuerzas armadas de todo el mundo han reconocido la amenaza y comenzaron a hacer concesiones para enfrentar el problema. Israel se enfrenta al mayor desafío de hacer frente a la amenaza de las operaciones clandestinas de las fuerzas enemigas. Tanto Hezbolá como Hamas han hecho uso de la guerra de túneles y, en numerosos momentos, se han infiltrado con éxito en el territorio israelí. Israel ha reforzado su defensa en respuesta y ha utilizado tecnología a lo largo de los años para ubicar una serie de túneles transfronterizos. Los peligros de los secuestros, la colocación de explosivos, la toma de rehenes y los asedios totales se plantean mediante el uso eficaz de los túneles subterráneos. En Occidente, se han construido muchas estructuras subterráneas, pero principalmente con fines de inmigración y contrabando de drogas. Hay al menos un caso de construcción de un túnel para un robo a un banco, que terminó fallando debido al colapso como resultado de las fuertes lluvias. Porciones del túnel probablemente alineadas con terreno superficial compuesto de tierra. Cuando llovía, el agua penetraba en el suelo y erosionaba la roca que rodeaba el túnel, provocando su derrumbe. Es probable que en el futuro se construyan túneles de ataque para alinearse con las áreas de concreto de la superficie para reducir el riesgo de colapso por fuertes lluvias.

El tema de las fuertes lluvias pone de manifiesto la importancia de conocer el terreno superficial por encima de la estructura del túnel. El terreno superficial cubierto de concreto o mantillo tiene menos riesgo de comprometer la estabilidad del túnel subterráneo que el terreno superficial compuesto de tierra o tierra normal. El concreto y el mantillo limitan el nivel de agua que puede penetrar el suelo y la roca que rodea el túnel. Cuando se sobreexponen al agua, las rocas pueden romperse y provocar el colapso del túnel.

Solo podemos suponer que muchos túneles de ataque no se estabilizarán con pernos de roca, lo que reduce el riesgo de colapso del túnel. Los pernos de roca son simplemente pernos de anclaje largos que se perforan en el techo de un túnel para reforzar la estabilidad y evitar el colapso por una carga sostenida.

La tecnología que permitiría al personal subterráneo detectar el tipo de terreno de superficie alineado directamente sobre la posición de su túnel podría ayudar con los protocolos de seguridad con respecto a las áreas inestables de la estructura del túnel. Postulamos que las áreas de túneles alineadas con tierra o terreno de tierra serían áreas donde existe un alto riesgo de colapso. Las áreas de los túneles alineadas con la superficie del terreno cubierta de concreto o asfalto tendrían menos riesgo de colapso.

Las áreas de enfoque deben reducirse a regiones donde la precipitación es mínima, ya que una menor precipitación se correlaciona con un menor riesgo de colapso del túnel. La falta de conocimiento sobre este factor podría poner en peligro a aquellos que se embarcan en proyectos de túneles en áreas más tropicales si no han improvisado y tomado en cuenta la importancia de la alineación del túnel con terreno de superficie cubierto de concreto en la estabilidad del túnel. Sin embargo, es importante tener en cuenta que el hormigón se erosiona, pero muy lentamente. Pueden pasar cientos o miles de años de exposición a la lluvia para que comience a mostrar signos de desgaste. Esta puede ser una de las razones por las que Hamás utiliza cemento para sus túneles subterráneos. Sin embargo, aún existe la posibilidad de colapso si la erosión de las rocas circundantes fuera del túnel subterráneo de hormigón aumenta la carga total sobre el propio hormigón. El aumento de la carga sostenida aumenta la cantidad de fluencia y compromete la estabilidad general del túnel.

Aquellos que buscan imitar el Medio Oriente o la frontera con México en términos de construcción de estructuras subterráneas deben tener en cuenta que la falta de lluvia en esas áreas es un activo importante para la construcción de túneles. Embarcarse en un esfuerzo de este tipo en áreas tropicales requerirá más riesgo, tiempo, equipo, conocimiento y paciencia.

La idea más óptima con respecto al seguimiento de túneles sería si se pueden discernir a partir de imágenes satelitales o radares sobre la superficie. Se mencionó anteriormente que el mayor enemigo natural contra los túneles subterráneos es la lluvia intensa. Según la investigación, ocurre que el mayor exponente natural de los túneles subterráneos son los sumideros. Si hay una forma de que la vigilancia detecte la presencia de un sumidero en su aparato de visualización, podría generar inteligencia sobre la posición de un túnel. Los sumideros han expuesto la ubicación de numerosas excavaciones subterráneas. La tecnología utilizada por la NASA para prever sumideros por adelantado podría correlacionarse con la tecnología utilizada para localizar túneles a partir de sistemas de radar. En 2014, la NASA utilizó tecnología que rebotaba señales en el suelo y midió las diferencias en la fase de las ondas que regresaban al satélite. La deformidad de la superficie de la capa del suelo se movió horizontalmente hacia donde finalmente se formó el sumidero. Como resultado, las deformaciones de la superficie horizontal se convierten en un indicador clave de la formación de sumideros, lo que permite la posibilidad de detectar túneles de forma remota.

Bibliografía

Leucocitosis: fundamentos de la evaluación clínica por NEIL ABRAMSON, MD, y BECKY MELTON, MD, Baptist Regional Cancer Institute, Jacksonville, Florida Am Fam Physician. 1 de noviembre de 2000;62(9):2053-2060.

Instituto Gulbenkian de Ciencia. "Misterio resuelto: cómo la hemoglobina falciforme protege contra la malaria". Ciencia diaria. ScienceDaily, 29 de abril de 2011.
<www.sciencedaily.com/releases/2011/04/110428123931.htm

Gatto I, Biagioni E, Coloretti I, et al. Reactivación sanguínea de citomegalovirus en pacientes críticos con COVID-19: factores de riesgo e impacto en la mortalidad. Medicina de Cuidados Intensivos 2022;48(6):706-713. doi:10.1007/s00134-022-06716-y

Mehdi Nouraie, Sergei Nekhai, Victor R Gordeuk. La enfermedad de células falciformes se asocia con una disminución del VIH pero con mayores comorbilidades del VHB y el VHC en los registros de alta hospitalaria de EE. UU.: un estudio transversal. Infecciones de transmisión sexual. 2012; 88: 528-533.

Fuente: https://sahlgrenska.gu.se/english/research/news-events/news-article//antioxidants-in-the-diet-can-worsen-cancer. cid1201629

Fuente: Wu QJ, Xiang YB, Yang G, Li HL, Lan Q, Gao YT, et al. La ingesta de vitamina E y el riesgo de cáncer de pulmón entre mujeres no fumadoras: un informe del Estudio de Salud de la Mujer de Shanghai. Int J Cáncer. 2015;136:610-7. https://doi.org/10.1002/ijc.29016.

Fuente: Mayor riesgo de leucemia entre pacientes con enfermedad de células falciformes en California Ann Brunson, Theresa HM Keegan, Heejung Bang, Anjlee Mahajan, Susan Paulukonis, Ted Wun Blood. 2017 28 de septiembre; 130(13): 1597-1599. Prepublicado en línea el 22 de agosto de 2017. doi: 10.1182/blood-2017-05-783233 PMCID: PMC5620417.

Fuente: Riesgo de neoplasias malignas individuales en pacientes con enfermedad de células falciformes: Estudio de vinculación de registros nacionales en inglés. Seminog 00, Ogunlaja OI, Yeates D, Goldacre MJ JR Soc Med. 2016 agosto; 109(8):3039.

Fuente: Ecole Polytechnique Federale de Lausanne. "Tratamiento del cáncer de colon con vitamina A". Ciencia diaria. ScienceDaily, 14 de diciembre de 2015. < www.sciencedaily.com/releases/2015/12/151214130400.htm>.

Lacy ME, Wellenius GA, Sumner AE, et al. Asociación del rasgo de células falciformes con hemoglobina Ale en afroamericanos. JAMA. 2017;317(5):507-515. doi:10.1001/jama.2016.21035

Asociación Internacional para el Estudio del Cáncer de Pulmón. "Los pacientes de cáncer de pulmón con diabetes muestran una supervivencia prolongada". Ciencia diaria. ScienceDaily, 18 de octubre de 2011. < www.sciencedaily.com/releases/2011/10/111017092235.htm>.

" -https://www.ascopost.com/News/59006.

Ullah H, Akhtar M, Hussain F.. Journal of Tumor 2015; 4(1): 354-358 Disponible en: URL: http://www.ghrnet.org/index.php/jt/article/view/1340.

https://bmccardiovascdisord.biomedcentral.com/articles/10.11.86/s12872-015-0047-8

Gabrielli M, Franza L, Bungaro MC, Cunzo TD, Esperide A, et al. (2020) Sangrado duodenal en un paciente con síndrome de dificultad respiratoria aguda relacionado con Covid-19. Arco Gerontol Geriatr Res 5(1): 036-039. DOI: 10.17352/agr.000024

Sanku K, Siddiqui A, Paul V, et al. (15 de marzo de 2021) Un caso inusual de sangrado gastrointestinal en un paciente con COVID-19. Cureus 13(3): e13901. doi:10.7759/cureus.13901

Chen T, Yang Q, Duan H. Un paciente grave con enfermedad por coronavirus 2019 con factores predisponentes de alto riesgo murió por hemorragia gastrointestinal masiva: informe de un caso. BMC Gastroenterol. 2020;20(1):318. Publicado el 29 de septiembre de 2020. doi:10.1186/s12876-020-01458-x

Fuente: Universidad de Harvard. "Una prueba simple predice el riesgo de ataque cardíaco: los glóbulos blancos hacen sonar una nueva alarma". Ciencia diaria. ScienceDaily, 25 de marzo de 2005. < www.sciencedaily.com/releases/2005/ 03/ 050323134019.htm>.

Baden, MI, Imagawa, A., Iwahashi, H. et al. Factores de riesgo de muerte súbita y paro cardiaco en la aparición de diabetes mellitus tipo 1 fulminante. Diabetol Int 7, 281–288 (2016). https://doi.org/10.1007/s13340-015-0247-6

Fuente: Judith A. Whitworth, Relación entre el recuento de glóbulos blancos y la hipertensión incidente, American Journal of Hypertension, volumen 17, número 9, septiembre de 2004, página 861, https://doi.org/10.1016/j.amjhyper.2004.05. 021.

Zhang T, Jiang Y, Zhang S, et al. La asociación entre la homocisteína y los subtipos de accidente cerebrovascular isquémico en chino: un metanálisis. Medicina (Baltimore). 2020;99(12):e19467. doi:10.1097/MD.0000000000019467

Rongioletti M, Baldassini M, Papa F, Capoluongo E, Rocca B, Cristofaro RD, Salvati G, Larciprete G, Stroppolo A, Angelucci PA, Cirese E, Ameglio F. La homocisteinemia está inversamente correlacionada con el recuento de plaquetas y directamente correlacionada con sE- y Niveles de sP-selectina en mujeres homocigóticas para la metilentetrahidrofolato reductasa C677T. plaquetas 2005 mayo-junio;16(3-4):185-90. doi: 10.1080/09537100400020187. PMID: 16011963.

La homocisteína total elevada se asocia con una mayor activación plaquetaria en el sitio de la lesión microvascular: efectos de la administración de ácido fólico A. UNDAS, E. STĘPIEŃ, D. PLICNER, L. ZIELINSKI, W. TRACZ
Primera publicación: 26 de febrero de 2007
https://doi.org/10.1111/j.1538-7836.2007.02459.x

La deficiencia de vitamina B12 y/o folato es una causa de macrotrombocitopenia Anupama Jaggia y Adrian Northern

Seyoum M, Enawgaw B, Melku M. Plaquetas y virus de sangre humana: mecanismo de defensa y papel en la eliminación de patógenos virales. Thromb J. 2018;16:16. Publicado el 17 de julio de 2018. doi:10.1186/s12959-018-0170-8

Asociación del consumo de alcohol con el recuento de glóbulos blancos: un estudio de oficinistas japoneses N. Nakanishi, H. Yoshida, M. Okamoto, Y. Matsuo, K. Suzuki, K. Tatara
https://doi.org/10.1046/j.1365-2796.2003.01112.x

(Efecto de la suplementación con cafeína sobre variables hematológicas y bioquímicas en futbolistas de élite en condiciones de estrés físico Adriana Bassini-Cameron, Eric Sweet, Altamiro Bottino, Christina Bittar, Carlos Veiga, and Luiz-Claudio Cameron doi:10.1136/bjsm.2007.035147).

Estado hiperdopaminérgico en el alcoholismo Natalie Hirth, Marcus W. Meinhardt, Hamid R. Noori, Humberto Salgado, Oswaldo Torres Ramirez, Stefanie Uhrig, Laura Broccoli, Valentina Vengeliene, Martin Roflmanith, Stephanie Perreau-Lenz, Georg Kohr, Wolfgang H. Sommer, Rainer Spanagel, Anita C. Hansson Actas de la Academia Nacional de Ciencias febrero de 2016, 201506012; DOI: 10.1073/pnas.1506012113.

Fuente: Beber un poco de whisky podría ayudar a aliviar los síntomas del resfriado, por Kate Bratskier de HuffPost.

Fuente: WebMD Medical Reference Revisado por James Beckerman, MD, FACC el 10 de octubre de 2017.

Ejemplo: Consumo habitual de café y presión arterial: una perspectiva epidemiológica. Geleijnse JM1. PMID:19183744 PMCID:PMC2605331 DOI: 10.2147/vhrm.s3055.

La cafeína del té y el café reduce la presión arterial: los investigadores dicen que 4 tazas al día son eficaces por Samantha Olsen de www.medicaldaily.com.
"Síndrome metabólico inducido por el tratamiento contra el cáncer en sobrevivientes de cáncer infantil" Hee Won Chueh, MD, PhD Jae Ho Yoo, MD, PhD Ann Pediatr Endocrinol Metab. 2017 junio; 22(2): 82-89.

El LDL-C no causa enfermedad cardiovascular: una revisión exhaustiva de la literatura actual Uffe Ravnskov, Michel de Lorgeril, David M Diamond, Rokuro Hama, Tomohito Hamazaki, Bjorn Hammarskjold, Niamh Hynes, Malcolm Kendrick, Peter H Langsjoen, Luca Mascitelli, Kilmer S Mccully, Harumi Okuyama ORCID Icon, Paul J Rosch, Tore Schersten, Sherif Sultan y Ralf Sundberg Publicado en línea: 11 de octubre de 2018.

Colegio Americano de Cardiología. "El colesterol LDL bajo está relacionado con el riesgo de cáncer". Ciencia diaria. ScienceDaily, 26 de marzo de 2012. < www.sciencedaily.com/releases/2012/03/120326113713.htm>.

Setor K Kunutsor, Samuel Seidu, Kamlesh Khunti. Estatinas y prevención primaria del tromboembolismo venoso: una revisión sistemática y un metanálisis. The Lancet Hematología, 2017; DOI: 10.1016/S2352-3026(16)30184-3.

https://www.henryford.com/news/2020/07/hidrotratamiento-estudio

https://www.webmd.com/lung/news/20200827/blood-thinnersmay-increase-covid-survival-rates

https://www.fiercebiotech.com/research/how-covid-19-could-be-crippled-by-age-old-blood-thinner

https://www.reuters.com/article/us-health-coronavirus-remdesivir/gileadfda-could-expand-remdesivir-use-pese-mixed-dataidUSKBN25H2CT

Nagy IZ, Lustyik G, Nagy VZ, Zarándi B, Bertoni-Freddari C. Proporciones intracelulares de Na+:K+ en células cancerosas humanas reveladas por microanálisis de rayos X de energía dispersiva. J Cell Biol. 1981;90(3):769-777. doi:10.1083/jcb.90.3.769

Mahmud R, Rahman MM, Alam I, Ahmed KGU, Kabir AKMH, Sayeed SKJB, Rassel MA, Monayem FB, Islam MS, Islam MM, Barshan AD, Hoque MM, Mallik MU, Yusuf MA, Hossain MZ. Ivermectina en combinación con doxiciclina para tratar los síntomas de COVID-19: un ensayo aleatorizado. J Int Med Res. 2021 mayo;49(5):3000605211013550. doi: 10.1177/03000605211013550. PMID: 33983065; IDPM: PMC8127799.

Krolewiecki A, Lifschitz A, Moragas M, Travacio M, Valentini R, Alonso DF, Solari R, Tinelli MA, Cimino RO, Álvarez L, Fleitas PE, Ceballos L, Golemba M, Fernández F, Fernández de Oliveira D, Astudillo G, Baeck I, Farina J, Cardama GA, Mangano A, Spitzer E, Gold S, Lanusse C. Efecto antiviral de la ivermectina en dosis altas en adultos con COVID-19: un ensayo aleatorizado de prueba de concepto. Medicina Clínica EC. 18 de junio de 2021; 37: 100959. doi:

10.1016/j.eclim.2021.100959. Fe de erratas en: EClinicalMedicine. 2021 septiembre;39:101119. PMID: 34189446; PMCID: PMC8225706.

El efecto del tratamiento temprano con ivermectina sobre la carga viral, los síntomas y la respuesta humoral en pacientes con COVID-19 no grave: un ensayo clínico piloto, doble ciego, controlado con placebo, aleatorizado Carlos Chaccour
Aina Casellas Andrés Blanco-Di Matteo Iñigo Pineda Alejandro Fernandez-Montero Paula Ruiz-Castillo Mary-Ann Richardson Mariano Rodríguez-Mateos Carlota Jordán-Iborra Joe Brew Francisco Carmona-Torre Miriam Giráldez Ester Laso Juan C. Gabaldón-Figueira Carlota Dobaño Gemma Moncunill José R. Yuste Jose L. Del Pozo N.Regina Rabinovich Verena Schöning Felix Hammann Gabriel Reina Belen Sadaba Mirian Fernández-Alonso
Acceso abierto Publicado: 19 de enero de 2021 DOI: https://doi.org/10.1016/j.eclinm.2020.100720

Borm CDJM, Smilowska K, de Vries NM, Bloem BR, Theelen T. Cómo lo hago: la evaluación neurooftalmológica en la enfermedad de Parkinson. Enfermedad de J Parkinson. 2019;9(2):427-435. doi:10.3233/JPD-181523

1. Lide, David R., editor. CRC Handbook of Chemistry and Physics, 88ª edición. Boca Ratón, Florida: Taylor & Francis Group, 2008.
2. Yaws, Carl L. The Yaws Handbook of Physical Properties for Hydrocarbons and Chemicals. Houston, TX: Gulf Publishing Company, 2005.
3. "Flúor". Tabla Periódica Chemicool. Chemicool.com. 16 de octubre de 2012. Web. 14/10/2020
<https://www.chemicool.com/elements/fluorine.html>.

Jansson B. Potasio, sodio y cáncer: una revisión. J Medio Ambiente Pathol Toxicol Oncol. 1996;15(2-4):65-73. PMID: 9216787

https://ccr.cancer.gov/news/article/high-levels-of-potassium-inside-tumors-suppressimmune activity#:~:text=Potassium%20released%20de%20tumores%20muertos,tumores%20evaden%20las%20defensas%20del%20cuerpo.

La Academia de Ciencias de Nueva York (2019). Programas nacionales de control y prevención de los trastornos por deficiencia de tiamina: Materiales de referencia técnica. Nueva York.

Deficiencia de tiamina y malaria en adultos del sudeste asiático Dr. S Krishna, DPhil/ AM Taylor, PhD/ W Supanaranond, MDS/ Pukrittayakamee, Dphil/ F ter Kuile, PhD/ KM Tawfiq PAH/ Holloway, PhD/ NJ White, FRCP Publicado: febrero 13, 1999 DOI: https://doi.org/10.1016/S0140-6736(98)06316-8

Kim J, Lee JJ, Kim J, Gardner D, Beachy PA. El arsénico antagoniza la vía Hedgehog al prevenir la acumulación ciliar y reducir la estabilidad del efector transcripcional Gli2. Proc Natl Acad Sci US A. 27 de julio de 2010;107(30):13432-7. doi: 10.1073/pnas.1006822107. Epub 2010 12 de julio. PMID: 20624968; IDPM: PMC2922148.

Borio L, Frank D, Mani V, et al. Muerte por ántrax por inhalación relacionado con el bioterrorismo: Informe de 2 pacientes. JAMA. 2001;286(20):2554–2559. doi:10.1001/jama.286.20.2554

Jeremy Sobel, Botulism, Clinical Infectious Diseases, volumen 41, número 8, 15 de octubre de 2005, páginas 1167–1173, https://doi.org/10.1086/ 444507

https://www.health.harvard.edu/a_to_z/plague-yersinia-pestis-a-to-z

The Apocalypse Factory: plutonio y la creación de la era atómica por Steve Olson

https://medicine.iu.edu/news/2020/04/Types-of-vitamin-Econsumed-by-children-linked-to-lung-function

https://www.cdc.gov/mmwr/volumes/68/wr/mm6847e1.htm

https://www.gavi.org/vaccineswork/covid-19-vaccine-race

https://en.wikipedia.org/wiki/Pfizer%E2%80%93BioNTech_COVID-19_vacuna

https://www.gavi.org/vaccineswork/there-are-four-types-covid19-vaccines-heres-how-they-work

https://pubmed.ncbi.nlm.nih.gov/9875229/

https://journals.plos.org/plosone/article?id=10.1371/diario.pone.0217509

Hakamifard A, Soltani R, Maghsoudi A, Rismanbaf A, Aalinezhad M, Tarrahi MJ, Mashayekhbakhsh S,
Dolatshahi K. El efecto de la vitamina E y la vitamina C en pacientes con neumonía por COVID-19; un ensayo clínico controlado aleatorizado. Immunopathol Persa. 2021;7(2):e0x.
DOI:10.34172/ipp.2021.xx

https://www.cdc.gov/vaccines/covid-19/health-departments/breakthrough-cases.html
La expresión de GLUT1 en tumores promueve la supervivencia de las células cancerosas
https://cancerres.aacrjournals.org/content/65/9_Supplement/531.4

(MPV significativamente más alto encontrado en pacientes diabéticos).
https://www.ncbi.nlm.nih.gov/pmc/articles/PMC3425267/

(La diabetes regula a la baja la expresión de GLUT1 en la retina y sus microvasos, pero no en la corteza cerebral ni en sus microvasos)
https://pubmed.ncbi.nlm.nih.gov/10866055/

(Volumen plaquetario medio como posible biomarcador de progresión tumoral en cáncer de recto)
https://pubmed.ncbi.nlm.nih.gov/27802192/

http://www.ijpab.com/form/2017%20Volume%205,%20issue%206/IJPAB-2017-5-6-208-214.pdf

https://www.webmd.com/heart-disease/guide/homocisteinerisk

https://www.ahajournals.org/doi/pdf/10.1161/01.CIR.0000165142.37711.E7

correlación MPV-B12
https://jag.journalagent.com/actamedica/pdfs/ACTAMED-43434-ARTÍCULO_ORIGINAL-AKTAS.pdf

La homocisteína predice en la neumonía hospitalaria)
https://pubmed.ncbi.nlm.nih.gov/33319686/

Miopericarditis complicada por embolismo pulmonar en paciente inmunocompetente con infección aguda por citomegalovirus: reporte de un caso
https://www.ncbi.nlm.nih.gov/pmc/articles/PMC3999874/

https://todaysveterinarypractice.com/todays-technicianpediatric-wellness-care-vaccine-protocols-parasitemanagement-zoonotic-disease-prevention/

https://www.aap.org/en-us/Documentos/immunization_overwhelm.pdf

https://www.cdc.gov/coronavirus/2019-ncov/vaccines/secondshot.html

https://academic.oup.com/cid/article/40/5/683/364547

https://academic.oup.com/ofid/article/5/10/ofy262/5139648 (susceptibilidad al CMV)

https://academic.oup.com/emph/article/9/1/83/6128681

La inmunosupresión intensiva reduce las muertes en el síndrome de tormenta de citocinas asociado a covid-19, según un estudio BMJ2020; 370 doi: https://doi.org/10.1136/bmj.m2935 (Publicado el 22 de julio de 2020) https://www.bmj.com/content/370/bmj.m2935

Tocilizumab en pacientes hospitalizados con neumonía grave por Covid-19
Ivan O. Rosas, MD, Norbert Bräu, MD, Michael Waters, MD, Ronaldo C. Go, MD, Bradley D. Hunter, MD, Sanjay Bhagani, MD, Daniel Skiest, MD, Mariam S. Aziz, MD, Nichola Cooper , MD, Ivor S. Douglas, MD, Sinisa Savic, Ph.D., Taryn Youngstein, MD, et al.
https://www.nejm.org/doi/full/10.1056/NEJMoa2028700

https://knowablemagazine.org/article/health-disease/2017/norovirus-perfecto-patógeno

https://arstechnica.com/science/2018/04/hemos-encontrado-las-células-objetivos-del-norovirus-simplemente-no-sabemos-lo-que-hacen/

Roth AN, Karst SM. Mecanismos de norovirus de antagonismo inmune. Curr Opin Virol. 2016;16:24-30. doi:10.1016/j.coviro.2015.11.005

Holm CK, Jensen SB, Jakobsen MR, et al. La fusión virus-célula como desencadenante de la inmunidad innata dependiente del adaptador STING. Nat Immunol. 2012;13(8):737-743. Publicado el 17 de junio de 2012. doi:10.1038/ni.2350

https://www.nature.com/articles/s41577-021-00526-x

El silenciamiento reversible de los genomas de citomegalovirus por interferón tipo I gobierna la latencia del virus , Publicado: 20 de febrero de 2014
https://doi.org/10.1371/journal.ppat.1003962

Holm CK, Jensen SB, Jakobsen MR, et al. La fusión virus-célula como desencadenante de la inmunidad innata dependiente del adaptador STING. Nat Immunol. 2012;13(8):737-743. Publicado el 17 de junio de 2012. doi:10.1038/ni.2350

https://www.nature.com/articles/s41577-021-00526-x

https://journals.plos.org/plospathogens/article?id=10.1371/revista.ppat.1003962

https://www.hindustantimes.com/india-news/first-phase-trialof-covaxin-india-s-covid-19-vaccine-starts-on-375-people-report/story-B6PjvEIG802stUjuuYXxGJ.html

https://www.pennmedicine.org/news/news-releases/2017/octubre/el norovirus-evade-el-sistema-inmune-al-ocultarse-en-células-intestinales-raras

https://academic.oup.com/emph/article/9/1/83/6128681

https://www.bmj.com/content/370/bmj.m2935

https://www.nejm.org/doi/full/10.1056/NEJMoa2028700

https://knowablemagazine.org/article/health-disease/2017/norovirus-perfecto-patógeno

https://arstechnica.com/science/2018/04/hemos-encontrado-las-células-objetivos-del-norovirus-simplemente-no-sabemos-lo-que-hacen/

Klein JR, Raulet DH, Pasternack MS, Bevan MJ. Los linfocitos T citotóxicos producen interferón inmunitario en respuesta a antígenos o mitógenos. J Exp Med. 1 de abril de 1982; 155 (4): 1198-203. doi: 10.1084/jem.155.4.1198. PMID: 6174673; PMCID: PMC2186637.

https://portal.ct.gov/vaccine-portal/Vaccine-Knowledge-Base/Articles/mRNA-vs-Viral-Vector?language=en_US

Changotra H, Jia Y, Moore TN, Liu G, Kahan SM, Sosnovtsev SV, Karst SM. Los interferones tipo I y tipo II inhiben la traducción de proteínas de norovirus murino. J Virol. 2009 junio;83(11):5683-92. doi: 10.1128/JVI.00231-09. Epub 18 de marzo de 2009. PMID: 19297466; IDPM: PMC2681988.

Índice

A

Actinio-plateado
66
adaptado
7–12, 14
Inmunidad adaptativa
7, 8, 10–12, 14
consultivo
2
África
1, 11, 80
SIDA
21, 22
alcohol
43–47, 49, 53, 58, 61, 64, 66, 82, 83
Alergia
34
alfa-tocoferol
33, 34
Aluminio-plateado-blanco
66
America
8, 53, 74
anosmia
54
ántrax
59, 60, 62, 63
Etapa de ántrax
61, 64, 66
antibióticos
63
anticancerígeno
48
anticoagulante
31, 32
anticoagulación
32
antiparasitario
53
antivírico
52, 54
asfixia
69
AstraZeneca
1
Atletas
3

B

bangladesh
54
Bario
69
Bharat
8
covaxina de bharat biotech
8
bioquímico
47
biológico
26, 59, 61, 62
biomarcadores
13, 29
bioterrorismo
63
anticoagulantes
40
médula ósea
13
botulínica
61, 62
botulismo
61–64, 66
cerebro
19, 21, 44, 51, 57, 62
descubrimiento
1, 10
casos de avance
1

avance covid
10
bubónico
63, 64, 66
peste bubónica
63, 64, 66

C

cafeína
4, 43–47, 49, 53, 58, 61, 64, 66
calcio
37, 43–47, 49, 53, 58, 61, 64, 66
California
23
cáncer
18, 19, 23–28, 31, 36, 37, 39, 41–43, 46–49, 53, 55–59, 61, 64, 66, 69
carcinogénico
55
cardíaco
2, 3, 35–37, 43, 46–50, 53, 58, 61, 64, 66
paro cardiaco
35, 50
muerte cardiaca
2, 3
evento cardiaco
48
problemas cardíacos
35
cardiogénico
35–37, 43, 46, 47, 49, 53, 58, 61, 64, 66
caroteno
24–28, 31, 36, 37, 43, 46, 47, 49, 53, 58, 61, 64, 66
zanahorias
24, 25
Centros para el Control y la Prevención de Enfermedades
2, 3, 5, 8, 18, 19, 40, 59
Cedros-Sinaí
3
célula
9–11, 14, 15, 18–28, 31, 34–37, 39, 43–47, 49, 53, 55, 58–61, 64–66, 68
celular
9, 10, 15
maquinaria celular
9, 15
quimicos
sesenta y cinco
varicela
6
Porcelana
1, 17, 38
colesterol
35, 37, 38, 46–49, 53, 58, 61, 64, 66
Cigarrillo
23
clima
76, 82
coágulos
2–6, 13, 29, 31, 32, 40, 42, 48, 49, 51
coagulación
5, 13, 32, 41, 46, 48, 55, 59
CMV
1, 3, 4, 6, 10, 11, 28, 40
reactivación cmv
1, 3, 4, 6, 11, 28, 40
coagulación
28
café
45, 56
colapsar
75, 78, 79, 82, 84, 85
se derrumba
76, 79, 82, 85
colon
24, 25, 27
comunistas
17
complicaciones
3, 4, 11, 30, 41, 57
conspiración

2, 3
teorias de conspiracion
2
Teoría conspiratoria
3
estreñimiento
56, 62
controversia
40
coronavirus
1, 5, 8, 9, 15, 18–22, 28, 30, 31, 35–39, 42–49, 51–54, 58, 60, 61, 64, 66
lucha contra el terrorismo
76
covaxina
8
COVID-19
2, 8, 10, 28, 29, 32, 34, 39, 42, 51
criogénico
70, 71
citocina
12, 13, 15, 38
citoquinas
12, 37
citomegalovirus
1, 4, 6, 10, 31
citoplasma
9

D

d-alfa
34
d-alfa tocoferol
34
peligros
51, 78, 84
muerte
2–5, 7, 8, 10, 11, 19, 28, 30, 35, 50, 51, 60–63
fallecidos
2, 3, 5, 28, 34
descongestionantes
45
deficiencias
20
deficiencia
16, 17, 41, 42, 44, 56, 57, 62, 68, 69
delta
1, 2, 8
variante delta
1, 2, 8
depresión
36, 37, 43, 46, 47, 49, 53, 58, 61, 64, 66
diabetes
25–27, 35, 36, 38, 42
Diarrea
12, 14, 19, 63
dieta
23, 24, 27
enfermedad
1, 4, 8, 12, 18, 20–24, 29–32, 34, 46, 48, 49, 54, 56, 59, 62–64, 66
enfermedades
14, 21, 22, 55, 60
mareo
4, 62
dl-alfa tocoferol
34, 38
ADN
59
dopamina
36, 37, 43, 44, 46, 47, 49, 53, 58, 61, 62, 64, 66
dopaminérgico
62
regulación a la baja
39
doxiciclina
54
Bebiendo
24, 50, 51
drogas
33, 35, 44–46, 74
disnea

60

mi

ébola
11, 12, 18, 19, 21, 22, 45, 46, 59, 60, 62, 63
Ébola-etapa
28, 31, 36, 37, 43, 46, 47, 49, 53, 58, 61, 64, 66
eficacia
1, 32
elementos
65, 69–72, 75, 83
embolias
49
Endocrinología
48
enzimas
9, 53, 58, 61, 64, 66
etanol
82, 83
EVALI
33, 34
exposición
3, 7, 82

F

extremo izquierdo
3
más a la derecha
3
efectos adversos fatales
2
casos fatales relacionados con la hidroxicloroquina
50
enfermedad cardiaca mortal
34
fatiga
1, 4, 15, 20, 32–34, 38, 54
FDA
54
fecal-oral
14
heces
44
fisión
69–72
parecido a la gripe
50, 52, 68
enfermedad similar a la gripe
50, 68
enfermedades similares a la gripe
52
folato
41
alimentos
62
patógeno extraño
7, 9, 11, 15
hongo
8
fusión
9, 10

GRAMO

gamma-tocoferol
33, 34
sangrado gastrointestinal
30
hemorragia gastrointestinal
29–32
complicación gastrointestinal
31
enfermedades gastrointestinales
14
trastorno gastrointestinal
14
inflamación gastrointestinal
14
problemas gastrointestinales
19

problemas gastrointestinales
18, 19
enfermedad gastrointestinal
20
virus gastrointestinal
12
virus gastrointestinales
11, 12
gastroproblemas
52
gastro-relacionado
59, 62, 63
cápsula de gel
34
gene
24–26
glucosa
25, 37–39, 42
gravímetros
74
gravitacional
74, 79, 80
Guillain Barre
6

H

hemorragia
31
hemorrágico
30
complicaciones hemorrágicas
30
hemorragia
32
Hamás
73–75, 77, 84, 85
endurecimiento de las arterias
40, 41
VHB
22
VHC
22

HDL
47–49, 53, 58, 61, 64, 66
Colesterol HDL
47–49, 53, 58, 61, 64, 66
dolor de cabeza
18, 20, 52, 54
relacionado con el corazón
50
efectos secundarios relacionados con el corazón
50
calor
64–66, 69, 70
hematológico
24
Hematología
49
heparina
51, 53, 58, 61, 64, 66
herpesvirus
6
Hezbolá
84
alto riesgo
30
historia
73, 78
broma
2
homocisteína
4, 32, 39–41, 43, 46, 47, 49, 53, 58, 61, 64, 66
Homocisteinemia
41
hidroxicloroquina
32, 39, 50–53, 58, 61, 64, 66
hiperdopaminérgico
44
hiperhomocisteinemia
4, 40, 41
hipoglucemia
39, 50, 51
hipotensión

36, 60

yo

iquemico
40
accidente cerebrovascular
iquemico
40
IgG
54
títulos igg
54
enfermedades
10, 42, 52, 63
inmune
6–15, 18, 35, 37, 39, 42
activación inmunológica
7, 10
barreras inmunitarias
7
células inmunes
12, 37
defensa inmune
37
mediadores inmunes
12
respuesta inmune
7–15, 35, 39
Respuestas inmunes
12
inmunosupresión
6
sistema inmunitario
6, 10–12, 15, 18, 37
inmunidad
6–8, 10–12, 14
inmunodeprimido
6
Inmunodeficiencia
21
inmunosupresores
23

inmunosupresor
55
inmunosupresión
4, 6, 11, 42
trascendencia
44, 77
India
1, 8
ineficaz
73, 76, 77
influenza
36–39, 42
USD
30–32
niveles internos
30, 32
insulina
26–28, 31, 36, 37, 43, 46, 47, 49–53, 58, 61, 64, 66
insurgente
73
interferón
7–10, 14–16, 23, 28, 31, 36, 37, 43, 46, 47, 49, 53, 58, 61, 64, 66
interferones
8, 9, 23
intracelular
12, 55
accidente cerebrovascular isquémico
40, 41
EIIS
73–75, 84
isótopos
71
Israel
73, 74, 77, 78, 84
ivermectina
10, 33, 53, 54

j

Jano

12
inhibidores de la cinasa de janus
12
ictericia
21
yihadista
77
vacuna johnson & johnson
5

k

asesino de células t
55
células t asesinas
55
Criptón
69

L

Lanceta
49, 56
leucocitosis
59
lipoico
33
ácido lipoico
33
hígado
22, 38, 39, 53, 54, 58, 61, 64, 66
pulmones
23, 39, 51, 63
linfa
63
ganglios linfáticos
63

METRO

macrófagos
39
magnesio

37, 38, 43, 46, 47, 49, 53, 58, 61, 64, 66
máscara
2, 77
enmascaramiento
3, 10
mascarillas
82
Massachusetts
1
mecanismos
36, 39, 42, 48, 55, 59
membrana
9–11
Mercurio pesado
67
metástasis
24
metionina

miocarditis
3, 4, 6, 10
inducida por miocarditis
4
muerte súbita inducida por miocarditis
4
relacionado con la miocarditis
11
muerte súbita relacionada con miocarditis
11

norte

nacetilcisteína
23
náuseas
12, 14, 19, 38, 43–45, 52, 54, 58, 62, 63
Neptunio
70, 71
neurológico
3, 4, 40, 41, 62
Efectos secundarios neurológicos y cardíacos.
3

1
portavoz de pfizer
2
vacuna pfizer
5, 40
fósforo
67
físico
16, 27, 65
fisiología
51
plaqueta
5, 6, 13, 14, 27–29, 31, 32, 36, 37, 39–43, 46, 47, 49, 53, 58, 61, 64, 66
activación plaquetaria
31, 32, 41
la agregación plaquetaria
31
recuento de plaquetas
5, 6, 13, 14, 28, 29, 40–42
recuentos de plaquetas
28, 40
reactividad plaquetaria
29
plaquetas
6, 13, 14, 26, 29, 31, 32, 42
tamaño de las plaquetas
31
volumen de plaquetas
6, 13, 14, 28, 29, 31, 32, 36, 37, 39–41, 43, 46, 47, 49, 53, 58, 61, 64, 66
neumonía
38, 41
veneno
71
envenenamiento
77, 82, 83
post-vacunación
5
síntomas posteriores a la vacunación
5
potasio
4, 52–55, 58, 61, 64, 66
precipitación
76, 78, 82
pro-coagulación
32
proliferación
24, 26, 81
protones
69, 70
pulmonar
4, 37
embolia pulmonar
4

q

cuarentena

Vacunas y Reactivación CMV

56
síntomas de tos, fatiga, fiebre
54
Los síntomas de la infección por covid-19 son
1
síntomas de deficiencia de dopamina y
62
síntomas de niveles elevados de homocitoína
4
síntomas de fiebre/debilidad muscular
22
Los síntomas de la hiperhomocisteinemia son similares a los
4

4, 5, 28, 41, 42
tromboembolismo
28, 49
trombosis
4, 5, 30, 40, 41
trombosis y trombocitopenia
4
trombosis con trombocitopenia
5, 41
trombótico
28
tiroides
24
hormigueo
4
sensaciones de hormigueo
4
tocoferol
33, 34, 38
toxicidad
30, 56, 68
transfusión
11
transcriptoma
15
tratos
5, 6, 50, 54
trióxido
57
Trondheim
26
túneles
73–79, 81, 82, 84–86
interferón tipo 1
7–10, 14–16, 23, 28, 31, 36, 37, 43, 46, 47, 49, 53, 58, 61, 64, 66
diabetes tipo 2
26, 27, 35, 42

tu

no vacunado
2, 7, 8

regulación al alza
39, 42

V

vacunado
1, 2, 4, 5, 7, 8, 10, 36
vacunación
3–5, 10, 11, 33, 36
vacunas
6, 8
inducido por la vacuna
6
eventos adversos inducidos por la vacuna
6
VAERS
2, 5
vaers) a partir de diciembre
5
sistema de informes vaers
2
efectos adversos de la vacuna vaers
2
vapear
33, 34
variantes
8, 11
veganos
47, 48
virulencia
12
proteína del factor de virulencia 1 (vf1)
12
virus
2, 3, 7–10, 12, 14–22, 37–39, 42, 51
virus-célula
10
fusión virus-célula
10
virus

7–9, 11, 12, 16, 17
vitamina a
18–22, 24–28, 31, 36, 37, 43, 46, 47,
49, 53, 58, 61, 64, 66
vitamina a (betacaroteno
28, 31, 36, 37, 43, 46, 47, 49, 53, 58,
61, 64, 66
vitamina a y cancer
24
Vitamina B
4, 39–42, 56
vitamina b12 (cobalamina
40
la vitamina b12 también ayuda
40
la vitamina b12 esencialmente se rompe
40
vitamina b12 tiene
39, 40
la vitamina b12 es
39
tiendas de vitamina b12
42
vitamina C
4, 32, 33, 37–41, 43, 46, 47, 49, 53,
58, 61, 64, 66
vitamina c 1000mg
32
la vitamina c puede regular a la baja
39
la vitamina c puede aumentar
39
ingesta de vitamina c
38
homocisteína baja en vitamina c
43, 46, 58, 66
vitamina D
36–38, 43, 46, 47, 49, 51–53, 58, 61, 64, 66
depresión de vitamina d
49, 53, 64, 66

vitamina d ébola-etapa
61
vitamina e
1, 18–23, 25, 28, 29, 32–34, 38, 39,
41, 43, 46, 47, 49–51, 53, 58, 61, 64,
66
vitamina K
30, 32, 39, 43, 46–49, 53, 58, 61, 64, 66
vitaminas
4, 16–18, 38, 50, 58
V-seguro
5
datos v-safe
5

W

guerra
73–75, 79, 80, 84
warfarina
29–32
WBC
26
glóbulos blancos
60
células blancas de la sangre
18–23, 27, 28, 46, 59, 60
quién
3, 4, 6, 10, 12, 14, 19, 21, 23–27, 30,
33, 45, 51, 73, 75, 77, 78
mujeres
23, 34, 45
organización Mundial de la Salud
1
Wuhan
1, 30, 38
segunda Guerra Mundial
16, 17, 70, 73

X

www.ingramcontent.com/pod-product-compliance
Lightning Source LLC
Chambersburg PA
CBHW031429210526
45464CB00005B/2119